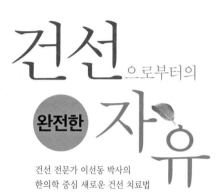

건선 으로부터의

완전한 자유

건선 전문가 이선동 박사의
한의학 중심 새로운 건선 치료법

건선으로부터의 완전한 자유

-건선 전문가 이선동 박사의 한의학 중심 새로운 건선 치료법

2020년 5월 20일 초판 인쇄
2020년 5월 27일 초판 발행

저자_이선동
발행자_박홍주
발행처_도서출판 푸른솔
편집부_715-2493
영업부_704-2571
팩스_3273-4649
디자인_여백 커뮤니케이션
주소_서울시 마포구 삼개로 20 근신빌딩 별관 302호
등록번호_제 1-825

© 이선동 2020

값 24,000원

ISBN 978-89-93596-97-7 (93510)

건선 전문가 이선동 박사의
한의학 중심 새로운 건선 치료법

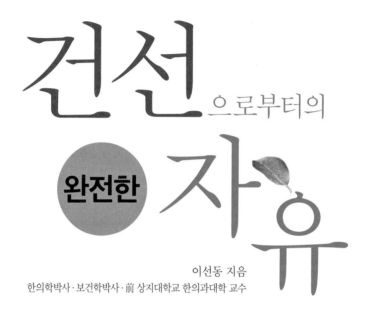

건선 으로부터의

완전한 자유

이선동 지음
한의학박사·보건학박사·前 상지대학교 한의과대학 교수

푸른솔

건선은 얼마 전까지는 난치성(또는 불치성) 피부질환이었다. 그동안 건선 연구는 면역매개성 염증질환으로 규정하고 염증 발생시 증가하는 T helper cell, Interleukin(IL) cell, CD Treg cell의 작용을 억제하고 차단하는 치료제들을 개발하여 왔다. 그러나 확실한 치료 효과가 없어 곧 재발되며 호전과 악화의 악순환이 반복되고 있다. 따라서 건선 환자의 고통은 말할 수 없이 큰 실정이다. 확실한 치료 효과가 있고 지긋지긋한 악순환의 고리를 끊을 수 있는 근본적인 치료법이 나와야 한다. 이를 위해 문제를 새롭게 규명하는 의학계의 근본적인 변화가 필요하다. 그동안 건선은 염증성 질환, 병소 중심과 분자생물학, 피부과적 관점 등 너무 좁고 편향된 연구나 치료제의 개발 위주였다. 건선 증상의 관리에만 관심이 있었을 뿐 신체의 전반적인 특성을 고려하는 연구나 치료가 없었다. 인체의 다른 기능이나 기관이 건선을 발생시키고 악화시킬 수 있음을 인식하지 않은 것이다. 실제로 건선 환자를 좀 더 넓게 조사해보면 환자마다 다른 몇 가지의 공통된 요소가 있음을 알 수 있다. 이러한 것들이 건선 발생 또는 악화의 원인을 규명하고 치료법을 개발하는 데 좋은 의학적 아이디어를 제공할 수 있다.

최근 저자를 비롯한 중의학 연구자들은 이전과 다른 관점으로 건선의 치료법과 처방을 연구하고 있다. 다행히 높은 완치율, 짧은 치료 기간, 낮은 재발률로 볼 때 만족스러운 효과를 얻고 있다. 기존의 치료인 염증 제거뿐 아니라 환자의 땀 배출 촉진을 통한 생리 기능의 정상화, 신체 장부 기능의 강화, 기혈순환 개선 등의 다양한 새로운 치료법을 적용한 결과이다. 이로 볼 때 건선 발병에는 면역매개성 염증 이외의 여러 경로가 존재함을 알 수 있다.

　　이 책은 기존의 건선 관련 책들과 달리 새로운 발병기전과 치료법을 제시한다. 이 책이 건선 환자와 가족의 큰 희망이 되길 기대한다.

2020년 4월 이선동

❖ 이 책은 서양의학, 한의학, 중의학 내용을 포함하지만 대부분 한의학을 중심으로 하였다.

❖ 기존의 염증 제거 이론뿐 아니라 새로운 이론인 땀 배출 촉진 및 개선, 발열 유도 및 면역 기능 강화, 기혈순환 개선 이론을 최초로 소개하였다.

❖ 전체 건선의 95%를 차지하는 심상성 건선을 중심 내용으로 하였다.

❖ 건선 관련 용어는 전문가마다 차이가 있는데 의학 교과서 용어를 사용하였다. 건선은 심상성 건선, 일반형 건선으로 사용되는데 이 책에서는 "건선" 또는 "심상성 건선"으로, 비심상성 건선인 홍색피부 건선, 건선성 홍피증은 "홍피 건선"으로, 농포형 건선은 "농포 건선"으로, 관절형 건선, 관절증형 건선은 "건선 관절염"으로 질병명을 통일해서 사용했다.

❖ 이 책에 제시된 치료 전후 사진은 모두 행파한의원(舊 영등포 한의원)에서 저자가 직접 한의학(중의학 포함) 이론을 적용하여 치료한 과정을 촬영한 것이다.

❖ 치료율은 무효를 제외한 완치, 현저한 개선, 호전을 모두 합한 것이다.

❖ 일반적으로 건선의 분류는 심상성 건선, 홍피 건선, 농포 건선, 건선 관절염으로 하는데, 이 책에서는 건선의 특징과 증상을 강조하기 위해서 심상성 건선, 非심상성 건선(홍피 건선, 농포 건선, 건선 관절염), 기타로 분류하였다.

나는 왜 아직도 갑상선으로 힘들어 하는가?

THYROID

나는 왜 아직도 갑상선으로 힘들어하는가?

발행일 | 2015년 3월 5일 초판 인쇄
　　　　 2015년 3월 17일 초판 발행
저자 | 이희재
발행자 | 박흥주
영업부 | 장상진
관리부 | 이수경
발행처 | 도서출판 푸른솔
편집부 | 715-2493
영업부 | 704-2571~2
팩스 | 3273-4649
디자인 | 여백 커뮤니케이션
삽화 | 문동호
주소 | 서울시 마포구 도화동 251-1 근신빌딩 별관 302
등록번호 | 제 1-825

값 15,000원
ISBN 978-89-93596-52-6 (93510)

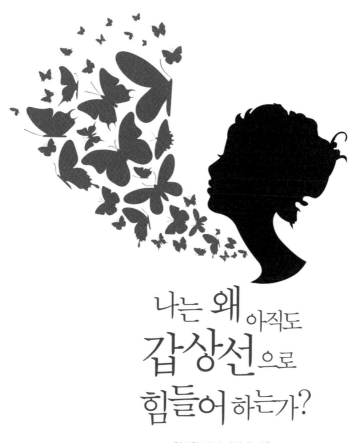

나는 왜 아직도 갑상선으로 힘들어 하는가?

한의학 박사 **이희재** 지음

푸른솔

갑상선 치료를 시작하며

많은 방송 매체나 인터넷에서 나오는 연예인들의 갑상선암 소식은 이젠 일상적인 이야기처럼 전달되고 있다. 대수롭지 않게 느껴지기도 하지만, 혹시 모르니까 나도 검사 한번 받아볼까 하는 마음도 들게 한다. 갑상선은 이젠 흔한 질병의 대명사가 된 지 오래되었다. 많은 사람들이 갑상선에 걸렸다는 표현을 많이 하는데, 사실 갑상선은 우리 몸에 있는 작은 장기이고 갑상선 질환이 정확한 표현이다.

이렇게 작은 것이 우리 몸에 얼마나 중요한지, 이는 병으로 겪어보지 않고는 이해하기 어려울 것이다. 갑상선에 병이 생겨 잠시 걷기만 해도 헉헉 대고, 아무리 자도 피곤하고, 심장이 두근두근 거리는 등, 여러 불편한 증상들로 오늘도 고통 속에 살고 있는 사람들이 많다.

현대사회는 지나친 경쟁으로 스트레스에서 벗어나기 힘들다. 스트레스는 만병의 근원이라고 하는데, 특히 갑상선 질환의 근본적인 시작이라고 말하고 싶다. 여성의 경우 늘어나는 사회활동, 임신, 육아 등의 스트레스로 더욱 힘들어하고 갑상선 질환의 발생 빈도는 늘어나기만 한다.

또한 현대의학의 산실인 진균제, 스테로이드제와 항생제가 오남용 되면서 일어나는 악영향들, 특히 장내 유익세균의 활동 저하 및 개체 수 감소는 갑상선 이상의 원인이 된다.

그리고 우리 주변에서 쉽게 접할 수 있는 환경적인 요인들, 예를 들어 치약의 불소, 세탁 세제에 들어 있는 염화물, 농약, 살충제와 살균제에 들어 있는 브로민(bromine) 등의 물질들은 요오드를 결핍시켜 갑상선 질환을 유발 혹은 악화시킬 수 있다.

물론 갑상선호르몬제, 항갑상선제, 수술 등으로 갑상선 질환은 해결되고 있다. 그러나 갑상선호르몬 수치는 정상이지만 갑상선 질환에 동반되는 불편한 증상들은 어떻게 치료할 것인가? 단순히 시간이 해결해준다고 생각할 것인가, 아니면 불편한 증상이 있을 때마다 그 증상에 맞춰 또 다른 치료를 다시 시작할 것인가?

갑상선기능항진으로 피부질환, 공황장애, 성기능 저하 등을 호소하지만 제대로 해결되지 않는다. 갑상선기능저하로 우울증, 부종, 소화장애 등으로 힘들어하지만 이 또한 제대로 해결되지 않는다. 그리고 갑상선암 수술 이후 받는 고통은 겪지 않은 사람들은 이해하지 못한다.

어떤 여성은 갑상선암 수술 이후 불면증, 우울증, 피부 가려움 등이 있었지만 해결되지 않으면서 인생에 대한 허무함으로 힘들어하고 있었다. 더욱 그녀를 힘들게 하는 것은 그 누구도 이를 이해해주지 않는다는 사실이다. 심지어 남편이나 가족도 이해주기는커녕 꾀병과 같이 보는 현실에 괴로워했다.

이러한 증상은 한의학적인 시각에서 볼 때 당연히 일어날 수 있는 것이고 해결도 가능하다. 하지만 어떠한 시각으로 병을 바라보느냐에 따라 병을 치료할 수도 있고 악화시킬 수도 있다. 이들 증상은 갑상선에만 집중해서는 해결되지 않는다. 몸 전체를 보는 시각으로 치료해야 가능한 것이 바로 갑상선 치료이다.

갑상선 질환을 치료하면서 복용하는 갑상선호르몬제 및 항갑상선제에 대해 생각해볼 필요가 있다. 갑상선호르몬제는 합성 호르몬으로 우리 몸의 면역체계를 교란시킬 수 있다. 인체 내에서 생성되는 천연 갑상선호르몬은 자신의 기능을 수행한 후 몸 밖으로 배출된다. 하지만 합성된 갑상선호르몬제는 자신의 기능을 수행한 후에도 몸 밖으로 배출되지 않고 체내에 축적될 수 있기 때문에, 다른 질병의 원인이 될 수 있고 장기 복용으로 인해 질병이 중증으로 진행될 수 있다. 또한 밝혀지지 않은 크고 작은 부작용들이 있다. 따라서 단순히 갑상선호르몬 수치를 조절하기 위해 합성된 갑상선호르몬제를 장기간 복용하는 것이 과연 현명한 선택이라 할 것인가?

한편 갑상선호르몬 수치는 정상이지만 불편한 증상들이 나타나는 불현성 갑상선 질환은 관찰만 하고 치료를 진행하지 않는 경우가 많다. 하지만 시간이 지나면서 갑상선 질환으로 고착되는 경우가 많은데, 한방치료에서는 환자의 몸과 장부를 진단하여 예방적인 측면에서 진단 및 치료가 가능하다.

또한 임신과 출산에서 갑상선 질환은 여러 문제를 야기한다. 이때 갑상선 한방치료는 결과적인 측면뿐만 아니라 예방적인 측면에서도 상당히 효과적이다.

이와 같이 갑상선 한방치료는 갑상선 질환이 발생하기 이전의 상태를 정확히 진단하여 예방의학으로서의 역할을 충분히 할 수 있기 때문에, 보다 효과적인 치료방안이라 할 수 있다.

이에 갑상선 한방치료는 반드시 필요하다. 한방치료를 하면 갑상선호르몬 수치의 문제뿐만 아니라 불편해하는 증상들이 치료될 수 있다. 또한 갑상선호르몬제을 대체할 천연 한약재가 그 기능을 충분히 할 수 있다.

그러면 갑상선의 치료는 어떻게 하는가?

갑상선은 우리 몸의 중심에 해당하는 장부이다. 갑상선이 무너지면 단순한 증상들뿐만 아니라 이에 연결된 장부들에게 영향을 미치면서 여러 증상들이 나타날 수 있다.

갑상선 한방치료에서는 갑상선을 비롯한 오장육부의 균형이 중요하다. 체내 장부들의 강약으로 몸 전체의 균형이 무너지면서 여러 질환들이 나타날 수 있고, 특히 갑상선 질환이 발생할 수 있다. 따라서 갑상선을 치료하기 위해서는 갑상선뿐만 아니라 폐, 위, 간, 소장, 대장, 심장 등의 기능 회복이 중요하다. 그리고 장내 면역기능 저하로 인해 갑상선 질환이 나타날 수 있으므로, 체내 면역력 강화는 갑상선 치료에서 중요하다.

많은 갑상선 환자들을 진단하면서 "갑상선에 한방치료가 가능할까요?"라는 질문을 자주 받는다. 갑상선 한방치료를 자세히 설명하여 이해를 시키지만, 기존 치료방식에만 얽매어 있는 경우가 많았다. 그러나 많은 환자들의 경우 기존 치료에서 만족도가 높지 않았고 해결되지 않는 불편한 증상들로 인해 새로운 갑상선 치료법을 찾고 있었다. 따라서 환자들은 보다 만족스러운 치료를 위해 질환의 근원을 찾아 치료하는 새로운 효과적인 치료방식으로 시야를 돌릴 필요가 있다.

본 책에서는 갑상선에 이상이 생기는 원인을 우리 몸을 중심으로 살펴본다. 체내 장부의 강약이 생기는 원인을 살펴보고 치료하는 과정을 기술한다. 또한 갑상선 한방치료를 위해 제시되는 여러 처방, 치료전략 등을 설명한다. 아직 미흡하고 부끄럽지만 이 책이 갑상선 환자분들께 많은 도움이 되길 바란다.

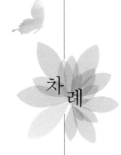

차례

제2장 한의학의 갑상선 치료

제3장 당신의 몸은 갑상선 질환을 말하고 있다

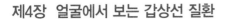

제4장 얼굴에서 보는 갑상선 질환

제5장 갑상선 질환에서 이런 증상은 왜 생기나요?

제6장 갑상선 환자가 임신과 출산에 성공하려면?

제7장 갑상선 치료를 위한 생활방식

제8장　갑상선 치료를 위한 한약재

제9장 갑상선의 한방치료 사례

THYROID

갑상선이란?

1. 갑상선의 위치와 모양

갑상선은 식도와 목 앞부분의 튀어나온 갑상선 연골 아래에 위치한다. 마치 나비가 날개를 편 것과 비슷한 모양을 하고 있으며, 좌엽과 우엽, 그리고 이들을 연결하는 갑상선 협부가 있다. 무게는 약 15~20g으로 가볍고 좌엽과 우엽을 합친 크기가 성인의 경우 약 8cm로 작기 때문에, 겉으로 잘 보이지도 만져지지도 않는다. 또한 위치상 갑상선의 뒤에 후두와 기관이 있어, 갑상선이 병적으로 어느 정도 커지거나 갑상선 질환에 해당되는 증상이 나타나지 않는 이상 갑상선 질환은 알기 어려울 수도 있다.

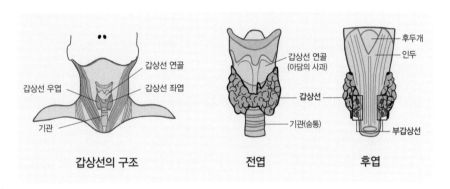

갑상선의 뒤에는 부갑상선(parathyroid) 4개가 붙어 있는데, 이들 부갑상선은 우리 몸의 칼슘 대사를 담당하는 내분비 기관이다. 부갑상선이 손상될 경우 저칼슘증이 나타나게 되며, 갑상선암 수술 이후 부갑상선기능저하증이 나타날 경우 환자는 지속적으로 칼슘을 복용해야 한다.

갑상선은 크기와 무게가 작기 때문에 이의 중요성이 무시되기 쉽다. 작은 크기에도 불구하고 어느 부위보다 많은 혈액이 공급되어, 분당 혈류량이 다른 장기들에 비해 5배 정도 많다고 한다. 또한 갑상선을 중심으로 우리 몸의 모든 장기 및 조직, 심지어 모든 세포 수준까지 조절되기 때문에, 갑상선의 중요성은 아무리 강조해도 지나치지 않다.

갑상선(甲狀腺)이라는 한자 이름은 방패(甲) 형상의 내분비선을 의미하는데, 사실 방패 모양이라기보다 나비 날개와 같은 모양이다. 최근 갑상샘이라는 용어를 쓰기도 하지만, 오래 전부터 갑상선이라는 용어를 쓰고 있어 이를 많이 선호하고 있다.

2. 갑상선은 어떤 일을 하는가?

갑상선은 내분비 기관으로 갑상선호르몬을 생성하고 이를 혈액 속으로 분비한다.

갑상선호르몬은 혈관을 따라 전신을 돌며 우리 몸의 대사 속도를 조절하고 우리 몸의 항상성을 유지한다. 여기서 항상성이란 우리 몸의 상태를 동일한 수준으로 있게 하여 건강을 유지하도록 하는 것이다. 갑상선호르몬은 우리 몸 전체를 돌며 대사 과정에 관여하므로, 갑상선호르몬 분비에 이상이 발생하면 갑상선과 전혀 관계가 없는 것처럼 생각되는 다른 부분에도 이상 증상이 나타날 수 있다.

갑상선호르몬은 에너지와 비슷한 역할을 한다. 에너지가 지나치게 많이 공급되면 열이 오르고 더위를 느끼지만, 에너지가 적게 공급되면 열이 적게 생기고 추위를 겪는다. 마찬가지로 갑상선호르몬이 과다 분비되면 우리 몸은 항진 상태가 되어 덥거나 땀이 많이 나고 대사 속도가 빨라진다. 이와 반대로 갑상선호르몬이 적으면 추위를 많이 타거나 대사 속도가 느려진다. 따라서 갑상선호르몬은 적당히 분비되어야 정상적인 신체 대사가 일어나 건강한 삶을 유지할 수 있다.

갑상선호르몬을 생성하기 위해서는 요오드를 필요로 하는데, 이는 주로 음식물을 통해서 얻는다. 따라서 요오드를 섭취하기 어려운 지역에서는 갑상선 질환이 풍토병처럼 여겨지기도 한다. 이와 달리 한국인은 해산물과 해조류가 함유된 음식물에서 충분한 요오드를 얻을 수 있기 때문에, 요오드 부족으로 갑상선 질환에 걸리기는 쉽지 않다. 그런데 왜 많은 사람들이 갑상선 질환으로 고생하는가? 여러 원인이 있겠지만, 자가면역 이상이 갑상선 질환에서 가장 대표적인 원인이 될 것이다.

한편 임신 중 갑상선은 중요한 역할을 한다. 임산부에서 갑상선호르몬의 분비 이상은 임신 중 태아의 건강과 관련이 높고 임신 및 출산에도 많은 영향을 준다.

또한 불임과도 밀접한 관련이 있고 성장기 아이들에서 지능과 육체의 성장에도 많은 영향을 미친다.

3. 갑상선호르몬의 생성과 조절

앞서 갑상선호르몬의 중요성에 대해 설명하였다. 이러한 갑상선호르몬이 체내에서 생성되는 과정은 다소 복잡하지만 다음과 같다.

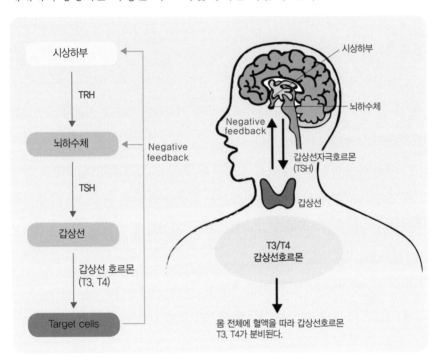

갑상선호르몬을 만들기 위해서는 요오드가 필요하다. 체내에 타이로신 (tyrosine)이라는 아미노산이 있는데, 여기에 요오드를 붙여 갑상선호르몬을 생성하게 된다.

타이로신에 요오드(I)를 4개 혹은 3개 붙여 T4나 T3를 생성한다. 먼저 갑상선에서 요오드 4개가 붙은 T4의 형태로 분비되고 조직 말단에서 T3로 변환된다. T3의 형태로 변화되어야 갑상선호르몬으로서 역할을 수행할 수 있다.

T4의 대부분은 갑상선에서 분비된다. T3의 80% 이상은 T4에서 변환되는데, 이는 갑상선 이외에 간을 비롯한 신장, 소장, 위, 심장 등 여러 장기들에서 이루어진다. 이렇듯 갑상선호르몬은 갑상선을 비롯한 장기들에 결합되어 저장되기도 한다. 이에 갑상선이 아닌 다른 장기의 이상은 갑상선 질환이 일어나는 원인이 될 수 있다.

갑상선호르몬은 뇌의 시상하부에서 갑상선자극호르몬을 방출하게 하는 호르몬(thyrotropin releasing hormone, TRH)을 분비하여 뇌하수체를 자극하고, 뇌하수체가 갑상선자극호르몬(thyroid stimulating hormone, TSH)을 분비하여 갑상선을 자극하면서 갑상선호르몬이 분비된다. 이러한 시상하부-뇌하수체-갑상선을 축으로 하는 갑상선호르몬 분비 시스템은 되먹임작용(feedback)으로 갑상선호르몬의 분비량을 조절한다.

갑상선호르몬이 정상 이상으로 많으면 TSH가 감소하여 갑상선호르몬을 적게 분비하도록 한다. 이와 달리 갑상선호르몬이 적으면 TSH가 증가하여 갑상선호르몬을 많이 생성하도록 한다. 이러한 조절 과정으로 체내에는 늘 적당한 양의 갑상선호르몬이 있게 되어 정상적인 신체 상태를 유지한다.

하지만 이러한 분비 시스템에 문제가 생기면 갑상선호르몬이 정상보다 많이 혹은 적게 분비되어, 갑상선기능항진증이나 갑상선기능저하증을 일으킨다. 또한 갑상선에는 이상이 없지만 뇌하수체에 문제가 있으면 뇌하수체-갑상선 축에 이상이 생겨 갑상선호르몬의 분비에 문제가 발생한다.

갑상선 이외에 많은 조직 및 장기도 갑상선호르몬 수용체를 갖고 있어 갑상선호르몬의 변환이 일어난다. 이는 갑상선 이외의 다른 장기도 갑상선호르몬의 분비 과정에 관여한다는 사실을 보여준다. 따라서 뇌하수체-갑상선-기타 장기 및 조직의 연결 축으로 갑상선호르몬이 분비 및 조절될 수 있다. 이러한 사실로 볼 때 갑상선만을 보고 치료를 진행할 경우에 갑상선 치료가 제대로 되지 않고 재발할 가능성이 높아진다. 우리 몸 전체를 보는 시각으로 치료하는 방안이 절대적으로 필요하다.

갑상선호르몬(T4와 T3)의 생성 과정

요오드가 어떻게 결합하는지에 따라 갑상선호르몬은 T4와 T3 두 가지 형태로 생성된다. T4는 4개의 요오드 원자로 구성된 타이록신(thyroxine)이고, T3는 3개의 요오드 원자를 가진 트리요오드타이로닌(triiodothyronine)이다.

해조류, 해산물과 같은 음식물을 통해 얻은 요오드(I)는 소화 과정을 거쳐 소장에서 요오드 이온(I^-)의 형태로 바뀌어 혈액으로 들어간다. 혈액 내 요오드 이온은 갑상선 세포로 이동하여 중성 요오드(I°)로 산화된 후, 타이로글로블린(thyroglobulin, Tg)의 타이로신(tyrosine)과 결합하여 MIT(monoiodotyrosine)와 DIT(diiodotyrosine)를 생성한다. MIT를 T1, DIT를 T2라 한다. T1과 T2가 결합하면 T3가 만들어지고, T2와 T2가 결합하면 T4가 만들어진다.

갑상선호르몬의 80%를 T4가 차지하고, 20%를 T3가 차지한다. 이처럼 T4가 많이 존재하지만 탈요오드화효소(deiodinase)에 의해 T3로 바뀌게 된다. T3는 활성형으로 갑상선호르몬의 역할을 수행할 수 있다.

갑상선호르몬의 허용 효과

갑상선호르몬이 필요하다는 조건 하에 다른 호르몬들이 생성될 수 있는데, 이를 갑상선호르몬의 허용 효과(permissive effect)라 한다. 갑상선호르몬은 비록 전체 호르몬의 3~5% 정도만 차지하고 있지만, 전체 호르몬의 대표적인 역할을 수행하고 있다.

부신피질에서 합성 및 분비되는 스테로이드 호르몬인 글루코코르티코이드는 오직 갑상선호르몬의 존재 하에서 성장호르몬의 합성을 자극하게 된다. 다시 말하면 부신호르몬과 갑상선호르몬이 동시에 분비되어야 성장호르몬의 합성이 가능하다. 또한 성장호르몬은 뇌 조직에서 핵산 및 단백질 합성을 조절하는데, 이때 갑상선호르몬은 이 과정을 자극한다. 이외에 많은 경우 갑상선호르몬의 주도하에 많은 호르몬들이 합성 및 생성된다.

이처럼 갑상선호르몬은 성장호르몬과 같은 다른 호르몬의 작용에 절대적인 역할을 하므로 우리 몸에서 필수적인 존재이다. 이는 소아에게 갑상선 질환이 있다면 성장이 잘 되지 않는 이유를 설명할 것이다.

4. 갑상선 질환은 어떻게 생기는가?

갑상선에서는 다른 장기들과 마찬가지로 여러 질환이 나타날 수 있는데, 먼저 갑상선호르몬의 분비 이상으로 생기는 질환을 생각할 수 있다. 갑상선 호르몬이 정상보다 많이 나오면 갑상선기능항진증이라 하고 정상보다 적게 나오면 갑상선기능저하증이 된다. 이외에 갑상선에 종양이 생기거나 염증이 생기는 질환들이 있다. 이와 같이 갑상선 질환은 갑상선호르몬의 분비 이상, 갑상선의 구조적인 이상, 갑상선의 염증 등에 의해 생길 수 있다.

1) 갑상선호르몬의 분비 이상

갑상선호르몬이 정상 범위 내에서 분비될 때 우리의 몸은 건강을 유지한다. 하지만 갑상선호르몬이 지나치게 많이 분비되거나 적게 분비되면 불편한 증상들이 나타나고 견디기 힘든 일상을 겪게 된다.

갑상선호르몬이 정상보다 적게 분비될 때, 이를 '갑상선기능저하증'이라 한다. 뇌하수체는 갑상선호르몬이 적다는 신호를 갑상선에게 보내지만 갑상선은 기능 이상으로 갑상선호르몬을 제대로 만들 수 없다. 이에 우리 몸은 대사 속도가 저하되어 추위를 쉽게 느끼고 피곤해하며, 많이 먹지 않지만 체중이 오히려 증가하기도 한다. 또한 우울증과 불면증으로 일상은 괴로워지기 쉽다.

갑상선기능저하증의 원인은 여러 가지가 있는데, 요오드 섭취 부족으로 갑상선호르몬의 생성이 제대로 안 되는 경우도 있고 자가면역질환으로 생기는 갑상선 기능 이상도 있다.

갑상선이 기준 이상으로 갑상선호르몬을 생성할 때, 이를 '갑상선기능항진증'이라 한다. 뇌하수체는 체내에 갑상선호르몬이 많다는 신호를 갑상선에게 알리지만 갑상선은 기능 이상으로 계속해서 갑상선호르몬을 생성한다. 과도한 갑상선호르몬으로 신체 대사량이 증가하여 몸이 덥고 심장이 빨리 뛰면서 불안감을 느낄 수 있다. 대사 증가로 식사량이 늘지만 오히려 몸무게가 감소하기도 한다. 갑상선이 지나치게 일하면서 갑상선이 비대해지기도 하고 눈이 돌출되는 증상도 생길 수 있다.

갑상선기능항진증은 거의 대부분 그레이브스병에 의해 발생한다. 이는 자가면역질환에 해당되며, 갑상선이 전반적으로 커지는 미만성 갑상선종이 되기도 한다.

〈표〉 **갑상선 질환별 호르몬 변화**

질환	TSH 수치	T4 수치	T3 수치
정상	정상 범위	정상 범위	정상 범위
갑상선기능저하증	높다	낮다	낮다
갑상선기능항진증	낮다	높다	높다

2) 갑상선의 구조적인 이상

갑상선에 이유 없이 덩어리가 발견되는 경우가 있다. 이를 갑상선 결절이라고 하는데, 대체로 양성으로 나타나 갑상선암이 아닌 경우가 많다. 갑상선 결절인 경우에 아무런 증상이 없을 수도 있지만, 갑상선기능저하증이나 갑상선기능항진증이 나타나기도 한다. 갑상선 결절은 주기적인 진단으로 크기를 조사해야 하며, 결절이 커지면서 후두나 기도를 자극하는 경우도 있어 수술로 제거하기도 한다.

갑상선종은 갑상선이 전체적으로 커지면서 생기는 것으로, 검사는 갑상선 결절과 같이 갑상선암에 대한 진단을 한다. 갑상선기능저하증이나 갑상선기능항진증의 증상이 나타날 수 있으므로 주기적인 진단이 필요하다. 또한 갑상선의 크기가 커지면서 목 주변 기관을 자극하는 경우 수술이 진행되기도 한다.

갑상선 결절이 악성인 경우 갑상선암에 해당된다. 하지만 악성으로 나타나는 경우는 갑상선 결절 중 약 5%에 해당되기 때문에, 갑상선 결절이 발견되어도 암이 될 가능성은 적다. 그러나 갑상선 결절이 발견된다면 주기적인 진단이 필요하다. 설사 갑상선암이라 하더라도 악화될 가능성은 상당히 낮고 소위 '착한 암'이라 불릴 정도로 치료 결과가 좋다.

3) 갑상선의 염증

갑상선에 염증이 생기는 질환으로 갑상선염이라 부른다. 갑상선염에는 급성 갑상선염, 아급성 갑상선염, 무통성 갑상선염, 만성 갑상선염 등이 있다.

급성 갑상선염은 매우 드문 경우로, 갑상선이 세균에 감염되면서 파괴되고 염증이 발생한다. 선천적인 결함이나 과거 갑상선 질환으로 인해 갑작스럽게 발생하기도 한다. 세균 감염으로 인해 빠른 치료가 필요하지만, 감염이 치료되면 증상은 저절로 좋아진다.

아급성 갑상선염은 감기나 몸살 등으로 감염이 있은 후에 갑상선에 염증이 생기는 질환으로, 갑상선의 통증과 함께 독감의 증상이 나타난다. 초기에는 갑상선기능항진증의 증상을 보이다가 대부분 자연적으로 회복된다.

또한 자가면역 이상으로 발생하는 만성 갑상선염인 하시모토 갑상선염, 무통성 갑상선염 등이 있다. 하시모토 갑상선염은 대부분 정상적인 갑상선의 기능을 보이지만, 일부에서는 갑상선기능저하증이 나타나게 된다. 무통성 갑상선염은 아급성 갑상선염처럼 갑상선기능항진증을 보이는 시기를 거친후 저하증이 나타나나, 대부분 자연적으로 회복되는 질환이다.

이러한 갑상선염은 자연적으로 회복되는 경우가 많지만, 주기적인 관찰 치료를 통해 경과를 확인해야 한다. 적절한 치료를 받지 못할 경우 오랜 기간 갑상선 질환으로 고생할 수 있기 때문이다.

5. 갑상선 질환

1) 갑상선기능저하증

갑상선기능저하증은 필요한 갑상선호르몬을 제대로 만들지 못해서 발생하는 질환이다. 갑상선호르몬이 부족하면 체내 대사 속도가 떨어지고 신체 기능이 저하된다. 일반적으로 대사활동을 통해 열이 발생하고 체온이 유지되는데, 갑상선호르몬이 부족하면 열이 적게 발생하여 쉽게 추위를 느끼고 피로, 우울증, 변비, 피부 건조, 체중 증가 등의 여러 불편한 증상들이 생긴다. 또한 오래 지속되면 중증(重症) 상태에 빠질 수 있는데, 혈관에 콜레스테롤이 축적되어 혈압 상승이 지속적으로 일어나고 심장발작과 같은 위험한 상태에 이를 수 있다.

이는 여성에서 많이 일어나는 병으로 40~50대에 많이 발생한다. 특이한 경우 유아기에도 나타난다. 최근에는 여성들의 사회생활이 늘어나면서 여성들은 일과 결혼 및 육아로 많은 스트레스에 노출되고 있다. 이와 같은 스트레스로 인해 젊은 여성들에서 발병 빈도가 늘고 있는 추세이다.

갑상선기능저하증은 주로 하시모토 갑상선염에 의해 나타난다. 근본적인 발병 원인에 대해서는 스트레스, 가족력, 환경 등을 말하고 있지만 분명하지 않다. 불분명한 발병 원인 때문에 원인을 찾아 치료하기가 쉽지 않다. 따라서 치료는 인공적으로 합성된 갑상선호르몬을 지속적으로 복용하여 부족한 갑상선호르몬을 보충하는 방식에 의존한다. 하지만 오랜 기간 갑상선호르몬제를 복용하면서 일어나는 여러 증상들은 생각보다 많으며, 환자는 이에 힘들어하기 쉽다.

(1) 갑상선기능저하증의 원인

갑상선기능저하증의 검진에서는 일반적으로 혈액검사를 수행하여 혈액 내 갑상선호르몬 및 갑상선자극호르몬(TSH)의 수치를 측정한다. 이외에 갑상선 초음파, 자가항체 측정 등으로 진단할 수 있다.

갑상선기능저하증은 95% 이상이 하시모토 갑상선염에 의해 발생하고, 다음으로 많이 발생하는 경우는 그레이브스병, 갑상선 결절을 치료하는 과정에서 갑상선 절제술을 받은 경우나 방사성 요오드요법을 받게 될 경우이다. 또한 아급성 갑상선염의 약 10% 정도는 갑상선 조직의 파괴로 갑상선기능저하증이 유발될 수 있다. 이처럼 갑상선이 수술로 절제되거나 혹은 염증으로 파괴되면서 갑상선의 기능이 손상되어 갑상선기능저하증이 생기게 된다.

갑상선기능항진증인 그레이브스병으로 항갑상선제를 과다하게 복용하는 경우가 가끔 있는데, 이때 갑상선기능저하증이 나타나기도 한다. 또한 요오드 결핍으로 갑상선기능저하증을 일으키기도 한다. 이는 지역적인 특성으로 발생하는 것으로 한국인에게는 드물다. 극히 드문 경우로 뇌하수체나 시상하부에 손상이나 질환이 있는 경우에도 갑상선기능저하증이 발생할 수 있다.

▶ 하시모토 갑상선염

하시모토 갑상선염은 자가면역질환으로, 가장 많이 볼 수 있는 갑상선기능저하증의 질환이다. 갑상선을 자기 조직으로 보지 않고 다른 조직으로 오인하여 면역세포가 끊임없이 공격하면서 갑상선은 자신의 기능을 하지 못하게 된다. 그 결과 갑상선이 갑상선호르몬의 생성 및 분비에 문제를 일으키면서 갑상선기능저하증이 발생한다.

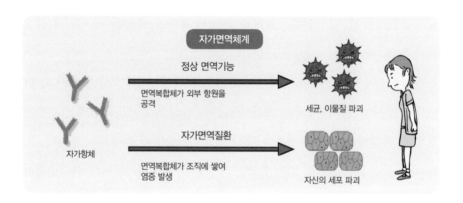

하시모토 갑상선염은 1912년 일본인 의사 '하시모토'에 의해 최초로 기술된 가장 대표적인 만성 갑상선염이다. 하시모토가 처음 환자를 부검했을 때 갑상선 조직 내에 림프구가 침윤되는 특징을 보였고 여포세포가 위축되어 호산성으로 바뀌며 갑상선이 섬유화되었다고 한다. 이에 만성 갑상선염, 림프구성 갑상선염 등의 이름으로 불리기도 한다.

하시모토 갑상선염은 림프구가 갑상선 항원을 감지하여 자가항체를 만들면서 발생한다. 이들 항체에는 항Tg항체 , 항TPO항체, TSH 수용체 항체 등이 있는데, 하시모토 갑상선염에서는 항TPO항체가 90% 정도에서 양성으로 나오고 항Tg항체는 50~60% 정도에서 양성으로 나타난다.

하시모토 갑상선염은 주로 여성에서 많이 발생하고 나이가 많을수록 발생빈도가 높아진다. 이는 증상이 없는 경우가 많고 갑상선기능저하증을 일으키는 경우는 약 20%에 불과하지만, 시간이 흐르면서 서서히 증상이 나타나는 것으로 알려져 있다. 이렇게 무증상으로 잘 모르고 지나가다가 갑상선이 커지는 갑상선종을 발견하면서 인지하게 된다. 젊은 나이에는 갑상선종이 작거나 표면이 평평한데, 나이가 들어서 발견되는 갑상선종은 조직의 섬유화가 진행되어 딱딱하고 결절처럼 보인다. 갑상선종은 눈으로 직접 목을 봐도 알 수 있을 정도로 갑상선이 커진 경우가 많다.

하시모토 갑상선염에서는 목 부위에 통증이 없더라도 이 부위에서 불쾌감을 느끼거나 침을 삼킬 때 불편하기도 하다. 또한 목이 쉽게 쉬고 감기가 걸리면 평상시보다 목이 더 아프다고 말하는 경우도 많다.

많은 경우 증상이 나타나지 않기 때문에 병원에서는 단지 지켜보면서 추후 치료를 계획한다. 하지만 서서히 증상이 나타나는 경우가 많으며, 임상 결과에서는 약 20%에서 갑상선기능저하증이 생긴다고 한다. 따라서 관찰로 시간을 보내는 것보다 환자의 몸 상태와 장부(臟腑)의 강약을 정확히 진단하여 한방치료를 시작하는 것이 환자의 입장에서 더 나을 것이다. 결국 갑상선호르몬제를 복용하게 될 가능성이 높기 때문이다.

갑상선 항체란 무엇일까?

- **갑상선과산화효소 항체**(Thyroid peroxidase autoantibody, TPOAb)

갑상선 세포를 분쇄하여 원심 분리한 후 얻어낸 마이크로솜에 반응하는 항체로, 자가면역 이상으로 발생하는 하시모토 갑상선염, 그레이브스병 등과 같은 질환의 환자 혈액에서 높은 빈도로 나타난다. 이를 항마이크로솜항체(anti-microsome antibody)라고도 한다. 95%의 하시모토 갑상선염, 산후 갑상선염 환자에서 검출되며, 그레이브스병 환자의 70~80%에서도 검출된다고 한다.

- **갑상선글로불린 항체**(Thyroglobulin antibody, TgAb)

자가면역성 갑상선 질환에서는 TPOAb와 함께 TgAb가 발견된다. 갑상선 내에 있는 타이로글로불린에 대한 항체로, 하시모토 갑상선염 환자의 약 50~75%에서 발견된다. 또한 그레이브스병의 50% 정도에서 발견되고, 갑상선 분화암 환자의 약 20%에서도 검출된다고 한다. 이를 연속적으로 측정하면 암 조직 크기의 변화를 예측하는데 도움이 된다.

- **갑상선자극호르몬 수용체 항체**(TSH receptor antibody, TRAb)

면역과정에서 림프구는 갑상선을 다른 조직으로 보고 자가항체 TRAb를 만든다. 이렇게 생성된 TRAb는 갑상선자극호르몬(TSH)과 같은 역할을 하여 갑상선호르몬을 과잉으로 분비하게 한다. 이는 그레이브스 질환과 다른 갑상선 중독증을 검진하기 위해 시행된다.

이상과 같은 항체의 용어가 다소 어려워 문의를 많이 받는다. 정리하자면 갑상선 기능항진증에서는 갑상선자극호르몬 수용체 항체(TRAb)의 수치가, 갑상선기능 저하증에서는 갑상선과산화효소 항체(TPOAb) 및 갑상선글로불린 항체(TgAb)의 수치가 높게 나오는 경우가 많다.

▶ 갑상선 수술

갑상선암으로 갑상선 부분 혹은 전체를 수술 받은 경우, 갑상선 결절 제거 수술을 받은 경우, 갑상선염으로 갑상선 조직이 파괴된 후 회복이 안 된 경우 등에서 갑상선기능저하증이 나타날 수 있다. 또한 그레이브스병으로 갑상선 절제술이나 방사성 요오드요법을 받은 경우도 이에 해당된다. 이와 같이 갑상선의 회복이 안 되는 경우에는 평생 갑상선호르몬제를 복용할 수 있다.

▶ 뇌하수체 질환

갑상선은 뇌하수체의 지시를 받아 갑상선호르몬을 생성한다. 뇌하수체는 갑상선자극호르몬(TSH)을 분비하고, 이의 자극을 받은 갑상선은 갑상선호르몬을 분비한다. 하지만 뇌하수체에 이상이 생기면 TSH 분비에 문제가 발생한다. 그러면 갑상선호르몬의 분비 체계는 무너지고 갑상선호르몬의 분비가 저하되어 갑상선기능저하증이 나타난다.

(2) 갑상선기능저하증의 증상

갑상선호르몬의 부족에 따라 단순한 증상부터 중증의 증상까지 다양하게 나타난다. 개인적인 차이가 있지만 환자의 입장에서는 단순한 증상으로도 일상이 힘들어진다. 다음은 환자들이 느끼는 전형적인 갑상선기능저하증의 증상들이다.

▶ 추위

갑상선기능저하증으로 체내 대사 기능이 저하되어 체내 열 발생이 떨어진다. 정상인에 비해 추위를 쉽게 느껴 심한 경우에는 여름에도 추위를 느끼고 겨울은 힘든 계절이 된다. 이는 갑상선기능저하증의 흔한 증상으로, 쉽게 추위를 느낀다면 갑상선기능저하증을 의심해봐야 한다.

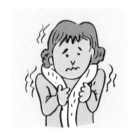

▶ 피로감

갑상선호르몬이 부족하면서 대사 저하로 인해 체력 저하를 느낄 수 있다. 단순한 집안일도 힘들고 가볍게 걷는 산책으로도 바로 지친다. 이러한 피로감으로 인해 쉽게 기진맥진해져 만사를 귀찮아한다. 겉으로는 멀쩡해 보일 수 있지만 환자 본인은 무척 힘들어한다.

▶ 식욕 감소 및 체중 증가

대사량이 감소되어 에너지 요구량이 적어진다.
이에 식욕이 떨어지고 먹는 양이 적어진다. 그러
면 체중이 감소되어야 하지만, 대사 저하로 인
해 적게 움직이고 체내 대사율도 떨어져 식사로
얻은 칼로리가 지방으로 저장되기 쉽다. 또한

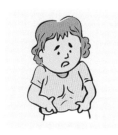

쉽게 지치고 피로감을 느끼기 때문에 운동량도 감소한다. 그 결과 식사량
은 줄었지만 오히려 체중은 늘게 된다.

▶ 느린 맥박

갑상선은 심장의 기능과 연결되어 있다. 느려진 대사로 심장의 박동수가
감소하고 맥박이 느려지는 비정상적인 상태에 이른다. 심장이 적게 일하면
서 충분한 양의 혈액을 몸 전체에 전달하지 못한다. 따라서 쉽게 피로해지
고 두통이나 현기증을 느낄 수 있다. 심한 경우 빈혈 증상이 나타나면서
실신하기도 한다.

▶ 갑상선 종대

하시모토 갑상선염 또는 요오드 섭취량 부족으로 갑상선기능저하증이 나
타난다. 갑상선은 끊임없이 호르몬을 생성하려고 시도하지만 갑상선의 기
능 이상으로 갑상선호르몬의 생성에 어려움이 생긴다. 이러한 과정이 반복
되면서 갑상선에 많은 부하가 걸리고 갑상선이 커질 수 있다.

▶ 우울증

심장의 기능이 많이 떨어져 기력 저하를 느끼면서 쉽게 피로해지고 일상생활이 힘들어진다. 이렇게 지친 일상으로 의욕이 저하되면서 심리적인 불안감을 느낀다. 심한 경우 우울증으로 발전하기도 한다. 또한 집중하기가 어렵고 기억력이 떨어지는 느낌이 동반되기도 한다.

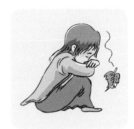

▶ 피부 건조와 탈모

대사 과정이 느려지면서 체내 열 생산 능력이 떨어지고 땀도 많이 줄어든다. 이로 인해 가장 먼저 생기는 것이 피부 건조증이다. 피부가 건조하면서 손톱이 거칠어지고 심지어 부서지기도 한다. 또한 두피도 건조해져 탈모 증상이 생기기도 한다.

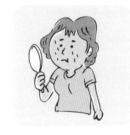

▶ 변비

갑상선은 장의 기능과 많은 연관이 있다. 갑상선호르몬의 부족으로 대사 속도가 떨어져 소화가 느려진다. 즉 소화장애가 쉽게 일어난다. 또한 느려진 소화 과정에서 변비가 생기기 쉽다.

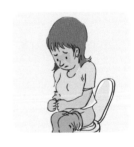

소화불량과 변비는 갑상선기능저하증에서 많이 나타나는 증상들이다.

▶ 생리불순과 임신 곤란

여성에서 많이 생기는 갑상선기능저하증으로 체
내의 호르몬 체계는 무너지기 쉽다. 그 결과 생리
가 불안정해질 수 있다. 월경을 자주 하거나 월
경량이 많아지기도 하고 월경불순이 생기기도 한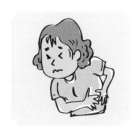
다. 결국 배란에 문제가 생겨 임신 가능성이 많이
떨어진다. 또한 임신 중에도 유산과 같은 힘든 과정을 겪을 수도 있다.

▶ 콜레스테롤 상승

갑상선호르몬이 적게 생성되면 간에 영향을 미쳐 간 효소의 성숙에 문제가
생긴다. 한 연구 결과에 따르면 대사 속도 저하로 인해 콜레스테롤의 분해
속도가 느려져 혈중 콜레스테롤 수치가 10㎎/dL 정도 높아지기 때문에 심
혈관 질환이 3~4배 이상 증가할 수 있다고 한다. 또한 나이가 들수록 콜
레스테롤이 증가할 가능성이 더욱 높아져 고지혈증을 비롯한 여러 심각한
합병증이 생길 수 있다.

2) 갑상선기능항진증

갑상선기능항진증은 갑상선호르몬이 과다하게 분비되는 질환으로 신체의 대사 속도가 빨라진다. 과도한 대사로 쉽게 더위를 느끼고 심장 박동수가 증가해 심장이 두근거리며 신경이 예민해지는 경우가 많다. 또한 식욕이 증가하여 체중이 늘기도 하고 설사가 잦아지기도 한다. 월경이 불규칙해지고 더위를 느끼면서 얼굴이 붉어지는 증상이 동반되어, 많은 여성들이 갱년기 장애 혹은 산후풍으로 오인하기도 한다.

갑상선기능항진증의 원인은 여러 가지가 있으나, 대부분 '그레이브스병'이다. 그레이브스병은 아일랜드 의사 그레이브스가 처음으로 기술하였기에 사용되는 병명이며, 이후 독일 의사 바세도가 동일한 질환을 발표하여 '바세도병'이라는 이름을 쓰기도 한다. 이 질환은 여성에서 그리고 20~40대에서 많이 발병한다.

그레이브스병의 발병 원인으로는 환경적 요인, 유전적 요인, 자가면역질환 등이 있다. 환경적 요인에서는 스트레스를 중요한 원인으로 볼 수 있다. 현대 사회의 구조 속에서 스트레스는 피하기 어려운 존재이다. 이러한 스트레스가 지속될 때 많은 사람들이 다양한 질환에 노출되기 쉬운데, 특히 갑상선에 이상이 생기는 경우를 많이 볼 수 있다. 이는 스트레스에 따른 자가면역 이상을 원인으로 볼 수 있다.

또한 그레이브스병을 진단하는 과정에서 림프절 비대, 혈액 내 림프구 수증가, 자가면역항체 발견 등 자가면역기전과 관련된 요인들이 나타난다. 이에 그레이브스병을 자가면역 이상으로 발생하는 질환으로 보고 있다. 또한 많은 환자들은 그레이브스병이 유전된다는 생각을 갖고 있지만, 실제 임상 결과로 볼 때 질환 자체는 유전되지 않는다. 하지만 자가면역 이상으로 만들어지는 체질적인 소인은 유전될 수 있어, 이와 관련된 자가면역질환이 발생할 가능성은 있다.

그러나 이러한 원인들은 질병과의 구체적인 연관 관계를 설명하지 못하고 단지 추측에 의존한다. 즉 발병 원인에 대한 정확한 근거가 없기 때문에 치료 방안은 갑상선호르몬의 생성을 억제하는 방법에만 집중하게 된다. 항갑상선제가 가장 흔하게 접하는 치료방안이다. 하지만 치료 과정이 길어지면서 갑상선호르몬 수치가 개선되지 않거나 재발하는 경우에는 수술적 요법으로 바뀔 수 있다. 많은 환자들이 이러한 치료에 따른 부작용에 대해 우려감을 갖고 있다. 또한 오랫동안 치료받는 과정에서 갑상선기능저하증으로 바뀌어 갑상선호르몬제를 평생 복용해야 하는 경우도 있다.

(1) 갑상선기능항진증의 원인

일반적으로 갑상선호르몬이 과다하게 분비되면, 뇌하수체는 갑상선자극호르몬(TSH)을 적게 분비하면서 갑상선에게 체내에 갑상선호르몬이 많으니 적게 분비하라는 신호를 보낸다. 정상인의 갑상선은 이 신호를 받아 갑상선호르몬을 적게 분비하지만, 갑상선기능항진증이 있으면 갑상선은 TSH 수치 저하에도 불구하고 갑상선호르몬을 과다하게 분비한다. 이러한 과정에서 갑상선은 혹사되고 많은 부하를 받게 된다.

갑상선기능항진증은 자가면역질환인 그레이브스병에 의해 주로 생긴다. 이외에 갑상선 결절에 의해 나타나는 경우도 있다. 또한 갑상선기능저하증인 상태에서 갑상선호르몬제를 정량보다 많이 복용하는 경우에도 발생할 수 있다.

▶ 그레이브스병

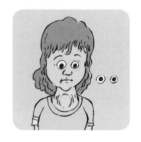

그레이브스병은 갑상선기능항진증을 일으키는 가장 흔한 질환으로 자가면역질환에 해당된다. 면역체계가 자기 조직인 갑상선을 적으로 오인하여 지속적으로 공격하는 과정에서 갑상선은 정상 수준 이상의 많은 갑상선호르몬을 만들어 낸다. 그 결과 몸의 대사가 항진되면서 갑상선기능항진증에 따른 증상들이 지속적으로 나타난다.

그레이브스병을 일으키면 갑상선기능항진증과 함께 약 25~50%의 확률로 안구병증이 발생할 수 있다. 그레이브스병으로 인해 외안근과 안구 주변의 지방, 결합조직 등의 연부조직에서 염증이 발생할 수 있는데, 점액다당류와 염증세포가 눈에 축적되고 섬유화가 진행되면서 비대해져 안구병증이 나타난다. 안구병증의 초기에는 아래쪽을 응시할 때 위 눈꺼풀이 따라 내려오지 못해 안구 위쪽의 흰자위가 드러나는 눈꺼풀의 연축이 발생하는 경우가 많다. 또한 안구 뒷부분에 축적된 지방으로 인해 안구가 앞쪽으로 돌출되고 결막부종, 안구건조증, 복시, 시신경 위축 등의 증상이 나타날 수 있다. 약 3~5%에서는 외안근의 염증이 심해져 시신경이 눌려 시력이 저하되고 심지어 실명으로 이어질 수 있다.

그레이브스병을 진단하기 위해서는 혈액검사, 갑상선기능검사, 자가면역 항체검사, 방사선동위원소검사, 초음파검사 등을 시행하게 된다.

▶ 갑상선 결절

갑상선에 혹이 생기는 것으로, 갑상선 결절에 의해 갑상선호르몬이 과다 분비되는 갑상선기능항진증이 나타날 수 있다. 하지만 많은 경우 아무런 증상이 나타나지 않고 갑상선이 정상적으로 기능하기도 한다. 갑상선 결절은 정밀검사를 통해 양성과 악성으로 나눠지게 된다. 거의 대부분 양성이지만, 악성으로 진단되는 경우는 갑상선암에 해당된다.

▶ 갑상선호르몬제 과다 복용 및 요오드 과다 섭취

갑상선기능저하증으로 갑상선호르몬제를 복용하게 되는데, 자신의 증상에 맞는 복용량을 먹는 경우 증상이 개선된다. 하지만 처방의 실수나 몸 상태의 변화로 갑상선호르몬제를 정량보다 많이 복용하게 되면, 정상 수준 이상의 갑상선호르몬이 체내에 흡수되어 갑상선기능항진증의 증상을 겪을 수 있다. 또한 요오드를 함유한 식품을 지나치게 많이 먹어도 갑상선 기능항진증이 나타날 수 있지만, 이는 드문 경우이다.

(2) 갑상선기능항진증의 증상

갑상선기능항진증의 증상은 단순한 증상부터 중증의 증상까지 다양하게 나타나고 사람마다 다르다. 보통 심장박동이 빨라지고 숨이 가빠지는 증상을 느끼기 전까지는 자각하지 못하는 경우가 많다. 다음은 갑상선기능항진증으로 경험하게 되는 전형적인 증상들이다.

▶ 더위

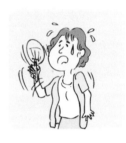

갑상선기능항진증으로 대사활동이 과도해지면서 체온이 상승하고 쉽게 더위를 타며 심지어 겨울철에도 더위를 느끼는 경우도 있다. 더위와 함께 땀도 많이 나면서 환자는 괴로워한다. 특히 여름철은 일반인도 참기 어려운데, 갑상선기능항진증 환자들에게는 괴로운 계절이 되기 쉽다. 또한 땀이 많이 나면서 갈증을 쉽게 지속적으로 느끼게 된다.

▶ 피로감

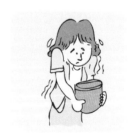

과도한 대사로 인해 몸이 쉽게 지치고 늘 피곤을 느낄 수 있다. 심지어 가볍게 움직이는 일상 활동에 대해서도 피곤해하여 조금만 걸어도 숨이 차는 증상이 반복된다. 이에 모든 일상생활이 귀찮아지고 의욕도 상실하기 쉽다.

▶ 불안정한 심장박동

갑상선호르몬 과다로 인해 심장박동이 빨라져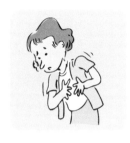
심장이 두근거리는 느낌을 받게 된다. 가벼운
일에도 심장박동이 증가하기도 해서 숨이 차는
증상을 느낀다. 휴식을 취하고 있을 때도 가슴
이 두근거리고 계단을 오를 때는 숨이 차는 것
을 느낀다. 이러한 증상이 심할 때는 손이 떨리는 증상도 생길 수 있어 가
벼운 컵조차 들기 어려울 수도 있다.

▶ 감정기복

빠른 체내 대사로 인해 쉽게 피곤해하고 심장박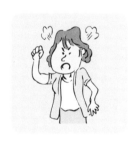
동도 빨라진다. 이러한 신체적인 불안정으로 감
정 상태가 수시로 변한다. 또한 불규칙하고 빨
라진 심장박동으로 불안감을 느끼고, 이로 인해
과민증이 생길 수 있다. 사소한 일에도 쉽게 흥
분하고 화를 내기도 한다. 심지어 불면증을 호소하는 경우도 있다.

▶ 공복감과 체중 감소

대사활동이 지나치게 일어나면서 체내에서 에너지가 지속적으로 소모되어

계속 영양분의 섭취를 요구받는다. 따라서 계속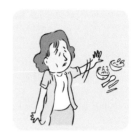
먹으면서도 만족되지 않는 식욕을 보이게 된다.
이러한 식욕 증가에 따라 일반적으로 체중 증가
를 염려하지만, 오히려 대사활동의 과다로 인해
체중이 감소하기 쉽다. 또한 전반적인 대사항진
으로 위장의 운동이 증가하여 빠른 시간에 소화가 일어나 배변의 횟수가
늘어나고 설사도 잦아진다.

▶ 갑상선의 크기 확대

갑상선이 항진되면서 전반적으로 커진다. 겉으로 보기에 갑상선 부위가
돌출되면서 손으로 만지면 이를 느낄 수도 있다. 이와 같은 갑상선 종대로
인해 통증은 없지만 이물감이나 압박감을 호소하는 경우가 많다. 또한 커
진 갑상선으로 혈류량이 증가하면서 박동음을 들을 수도 있다.

▶ 안구 돌출

그레이브스병이 있는 환자의 약 1/3에서 안구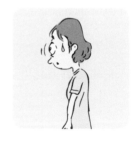
돌출 증상이 나타난다고 한다. 사실 갑상선 질
환에 걸리면 많은 사람들이 눈이 튀어나오는 이
증상을 많이 두려워한다. 이는 얼굴에 나타나는
외모와 관련된 것이므로 쉽게 인정하기 어렵고
심리적으로 위축되기 쉽기 때문이다. 또한 일단 돌출된 눈은 갑상선 치료

후에도 다시 원상태로 회복되기 어렵다. 특히 안구 돌출에 의해 시력장애가 올 수 있고 심한 경우 눈도 잘 감겨지지 않아 환자의 괴로움은 더욱 커진다.

▶ 근육마비

갑상선기능항진증으로 나타나는 증상에는 다리에 생기는 근육마비가 있다. 중년 남성에서 주로 일어나며, 갑자기 다리 근육을 쓰지 못하게 되고 심한 경우 팔에도 나타난다. 환자들은 다리가 갑자기 마비되어 앉았다 일어설 때 힘들어하고 계단을 오르내리기도 어려워한다. 주기성 마비라고 하는데, 심한 운동 또는 과음이나 과식을 한 다음 안정을 취하거나 잠을 잘 때 갑자기 나타난다. 일시적인 증상으로 자연적으로 회복되지만, 갑상선 기능이 정상이 되기 전까지는 이러한 증상이 반복될 수 있다.

▶ 성장 장애

갑상선호르몬은 성장호르몬의 분비에 관여한다. 적당한 갑상선호르몬은 성장호르몬의 생성을 자극하여 청소년기 성장에 도움을 준다. 하지만 갑상선호르몬이 과다 분비되면 성장판이 일찍 닫힐 수 있기 때문에 성장이 제대로 되지 않을 수 있다. 이처럼 성장기에 갑상선호르몬의 역할은 중요하다.

3) 갑상선염

갑상선염은 갑상선 조직 내에 염증세포가 있는 경우로 염증의 경과 기간에 따라 급성, 아급성 및 만성 갑상선염으로 구분된다. 가장 많은 갑상선염은 만성 갑상선염이며, 하시모토 갑상선염이 이에 해당된다.

(1) 하시모토 갑상선염

하시모토 갑상선염은 대표적인 갑상선기능저하증으로 여성에서 많이 발생하는 질환이다. 이는 나이가 많을수록 발생 빈도가 높아진다고 알려져 있으며, 60대 이후에는 상대적으로 많이 발생한다.

하시모토 갑상선염 환자의 50% 이상에서는 갑상선의 기능이 정상이다. 많은 경우 갑상선기능저하증이 나타나지 않고 단지 갑상선이 커지는 '갑상선종'만 생긴다. 갑상선이 전체적으로 커지지만 별다른 증상이 없고 만져도 아프지 않은 경우가 많다. 그러나 갑상선의 기능이 정상인 하시모토 갑상선염에서도 시간이 흐르면서 갑상선기능저하증이 나타날 수 있다.

갑상선종의 크기가 작고 갑상선의 기능도 정상이면서 갑상선기능저하증이 없으면, 치료 없이 주기적인 관찰이 진행된다. 하지만 갑상선기능저하증이 나타나거나 갑상선종의 크기가 커지면, 갑상선호르몬제를 복용하면서 치료를 진행하게 된다. 이러한 갑상선종은 갑상선호르몬제를 복용하면서 초기에는 크기가 줄어들기도 하지만, 오래 지속된 경우에는 크기에 대한 변화를 기대하기 어렵다.

하시모토 갑상선염으로 갑상선기능저하증이 나타나면 갑상선호르몬제를 복용하면서 여러 증상들이 사라지고 회복되는 경우도 있다. 그러나 갑상선 기능저하증이 심하고 갑상선 세포가 많이 파괴된 경우는 정상으로 회복되지 않아 평생 갑상선호르몬제를 복용해야 한다.

하시모토 갑상선염은 자가면역질환이므로 스트레스에서 그 원인을 찾기 도 한다. 그리고 이는 여성에서 많이 발생하는 것으로 알려져 여성호르몬과 관련된 인자에서도 그 원인을 찾을 수 있다. 즉 여성호르몬의 분비에 이상이 있을 때 갑상선호르몬은 이와 연결되어 갑상선 질환으로 나타날 수 있다.

(2) 아급성 갑상선염

아급성 갑상선염은 감기, 몸살 등을 앓고 난 후 갑상선이 커지면서 갑상선에 통증이 생기고 독감과 유사한 증상이 동반된다. 갑상선에 생긴 염증으로 갑상선 이 파괴되면서 온몸에 갑상선호르몬이 퍼지게 된다. 이렇게 체내에 남겨진 갑상선 호르몬으로 인해 더위, 피로, 신경과민 등 갑상선기능항진증의 증상들이 나타날 수 있다. 이 시기가 지나면 갑상선이 회복되고 이러한 증상들이 사라진다. 따라 서 아급성 갑상선염에 대해서는 특별한 치료를 하지 않지만, 전신적으로 미열, 근 육통 등이 생길 수 있어 스테로이드제를 투여하기도 한다. 이후 파괴된 갑상선이 다시 회복되기까지 일시적으로 갑상선기능저하증이 나타나는데, 대부분 정상적 인 갑상선으로 회복된다. 하지만 갑상선의 회복이 불가능할 정도로 파괴된 경우는 영구적인 갑상선기능저하증으로 남게 되어 평생 갑상선호르몬제를 복용할 수 있다.

따라서 아급성 갑상선염은 진단 및 치료 과정이 중요하다. 갑상선의 회복만을 기다리다 갑상선기능저하증으로 고생할 수 있기 때문이다. 그러나 한방치료를 통해 갑상선염의 발생 원인을 찾아 치료할 경우에 미열, 통증 등의 증상을 개선할 수 있고 아급성 갑상선염의 회복에 도움을 줄 수 있다.

(3) 무통성 갑상선염

무통성 갑상선염은 아급성 갑상선염과 비슷하게 진행되지만 갑상선 부위에 통증이 없다. 초기에 가벼운 갑상선기능항진증이 지속되다가 대략 2개월 이내에 사라지며, 이후에 갑상선기능저하증이 나타난다. 갑상선기능저하증 역시 6개월 이내에 자연적으로 회복되는 경우가 대부분이나, 간혹 고착되는 경우도 있다.

무통성 갑상선염의 원인은 정확하지 않지만 자가면역 이상이라고 알려져 있다. 발병 초기에 나타나는 갑상선기능항진증은 그레이브스병과 유사하여 진단 시 구별하기 어려울 수 있다. 또한 시간이 지난 뒤 갑상선기능저하증이 나타나는데, 이는 하시모토 갑상선염과 거의 유사하다고 한다. 이 또한 진단 과정에서 구별하기 어려울 수 있기 때문에, 갑상선호르몬제를 복용하는 경우 이를 중단한 후 시간이 경과한 뒤에 다시 검사를 하게 된다. 이처럼 자가면역질환인 무통성 갑상선염은 증상만으로 진단하기 어렵고 자칫 다른 질환으로 오인될 수 있다. 주로 자가면역항체를 측정하여 검사한다.

무통성 갑상선염은 출산 후에 산후 갑상선염으로 나타나기도 한다. 이는 마찬가지로 초기에 갑상선기능항진증이 나타나다 시간이 지나면서 갑상선기능저하증이 나타나기도 하고, 별다른 증상이 없다가 갑상선기능저하증이 나타나기도 한다. 많은 경우 정상으로 회복되나, 갑상선기능저하증이 영구적으로 남을 수도 있다. 이는 산후풍으로 오인될 수 있어 단지 산후조리 문제로 생각할 수 있다. 자연적으로 회복되는 경우가 많아 흔히 그냥 지나치기도 하지만, 진단이 늦어지면서 갑상선기능저하증으로 고생할 수도 있다.

(4) 급성 갑상선염

드물게 나타나는 갑상선염으로 갑상선에 세균, 곰팡이 등에 의한 감염이 발생하면서 나타나는 질환이다. 감염으로 갑상선이 파괴되고 염증이 생기는데, 이는 선천적인 결함, 과거 갑상선 질환 등으로 일어나기도 하고 갑상선 진단 및 시술 과정에서 갑상선이 세균에 감염되면서 발생하기도 한다. 감염에 따른 미열, 근육통과 같은 전신 증상 이외에 갑상선 통증, 갑상선비대증, 갑상선기능저하증 및 항진증 등이 나타날 수 있다. 이러한 증상들은 감염이 치료된 후 대부분 사라지고 갑상선은 회복된다.

4) 갑상선 결절

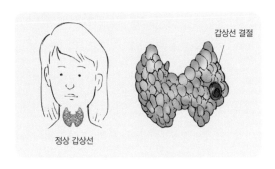

정상 갑상선 / 갑상선 결절

갑상선 결절은 갑상선에 혹이 생기는 것으로 대부분 양성 결절이다. 크기는 다양하며, 약 95%가 양성 결절이고 나머지 5%가 악성이다. 갑상선 악성 결절은 갑상선암에 해당된다. 임상조사 결과 성인의 약 50%가 갑상선 결절을 갖고 있지만 대체로 모르고 지나간다고 한다. 갑상선 결절이 있어도 아무런 증상이 나타나지 않는 경우가 많기 때문이다. 또한 갑상선 결절은 여성에서 많이 발생하고 나이가 많을수록 발생 빈도가 높다.

갑상선 결절이 있어도 갑상선이 정상적인 기능을 수행하는 경우가 많지만, 결절로 인해 갑상선기능저하증이나 갑상선기능항진증이 나타나는 경우도 있다. 또한 갑상선 결절이 점점 자라는 경우도 있기 때문에, 이에 대한 주기적인 관찰이 필요하다.

갑상선 결절이 많이 커지면서 목을 압박하면 수술로 부분 절개를 하기도 한다. 그러나 이러한 치료방법은 결절이 양성인 경우에만 적용 가능하다. 갑상선 결절이 있다고 해서 암으로 발전할 가능성은 상당히 낮기 때문에 걱정할 필요는 없지만, 주기적인 진단은 필요할 것이다.

5) 갑상선암

갑상선암은 갑상선 결절에서 약 5% 정도로 상당히 드문 악성 종양이다. 갑상선암은 일반적으로 '착한 암'으로 알려져 있을 정도로 암의 성장 속도가 느리고 쉽게 치료되며, 장기 생존율이 다른 암에 비해 매우 높다는 임상 결과가 있다.

최근 갑상선암은 발병이 점차 증가하고 있어 이젠 흔한 암의 하나가 되었다. 그 이유에 대해 스트레스, 환경적 요인, 유전적 소인 등의 가설들이 제시되고 있다. 특히 일본의 핵발전소 사고로 인한 방사능 누출로 갑상선암 환자가 증가하고 있어, 환경적인 원인에 주목하고 있다. 또한 건강진단을 받는 기회가 많아지면서 갑상선 초음파검사를 받아 갑상선암을 많이 발견하게 되었다고 설명하기도 한다. 이외에 여러 원인을 말하고 있지만 단지 가설일 뿐이다.

갑상선암이 발견되면 암의 크기를 확인한 후 수술로 제거하거나 방사성 요오드 치료를 통해 암을 파괴하기도 한다. 최근 이슈가 되는 갑상선 과잉진단에 의한 결과로 갑상선암의 수술이 많아졌다는 말이 있는데, 특히 갑상선암의 크기는 수술의 결정에서 중요한 부분이다. 쉬운 암으로 볼 수 있지만 보다 신중한 결정이 필요할 것이다. 물론 크기가 기준 이상이라면 수술이 필요하나, 크기가 작다면 다른 방법을 고려할 필요가 있다. 수술 이후 발생하는 여러 불편한 증상들이 있어 환자가 힘든 일상을 보낼 수 있기 때문이다.

6) 불현성 갑상선 질환

(1) 불현성 갑상선기능저하증

불현성 갑상선기능저하증은 갑상선호르몬(FT4, T3)은 아직 정상 범위이지만 갑상선자극호르몬(TSH)이 정상보다 상승되어 있는 경미한 갑상선기능저하증을 가리키는 말이다. 환자의 약 50~80%에서 갑상선 자가면역항체의 수치가 양성으로 나오는 경우가 많으며, 대부분 하시모토 갑상선염을 동반한다. 이는 여성에서 많고 나이가 많을수록 발생 빈도가 높다. 또한 증상만으로 진단하기 어렵기 때문에 갑상선호르몬 수치와 TSH 수치를 측정하게 된다. 고지혈증을 비롯한 심장 관련 질환이 발생할 수 있고 골격근 근육대사 이상, 말초신경 이상, 인지기억력 저하 등이 나타날 수 있다. 하지만 아무런 증상도 없이 진행되는 경우가 많다. 고령 여성에서는 동맥경화, 심근경색 등의 질환이 나타날 가능성이 있다고 한다.

불현성 갑상선기능저하증으로 진단하면 약한 갑상선기능저하증으로 보고 갑상선호르몬제를 소량 투여하면서 치료를 하기도 하고, 아직 갑상선기능저하증이 아니라는 판단 하에 주기적인 관찰로 경과를 지켜보기도 한다. 하지만 많은 경우 갑상선기능저하증으로 악화되어 치료를 받게 된다.

이처럼 불현성 갑상선기능저하증은 추후 갑상선기능저하증으로 발전할 가능성이 높은 상태를 의미하기 때문에, 이의 원인에 해당하는 자가면역 이상을 치료하는 것이 좋다. 그러나 치료를 위해 처음부터 갑상선호르몬제를 복용하게 되면 갑상선 본연의 기능이 떨어져 장기적으로 갑상선기능저하증을 겪을 수 있다.

 여기서 잠깐!

FT4란?

T4는 체내에서 단백질과 결합하여 이동한다. 이와 달리 단백질과 결합되지 않은 유리형(遊離型)에서 T4의 호르몬 작용이 발휘된다. 따라서 유리형의 T4를 측정하는 것이 갑상선 질환을 진단할 때 의미가 있다. 이러한 T4를 FT4(Free T4, 유리형 T4)라 하며, 체내에서 활동하는 FT4 수치를 진단하여 임상적인 결과를 확인한다. 실제 검진 결과에서 FT4를 확인할 수 있다.

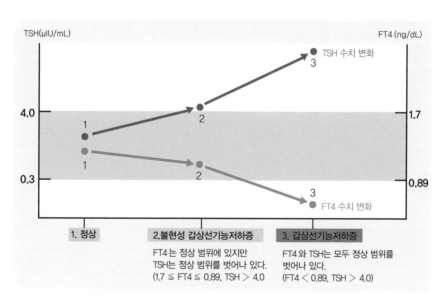

〈그림〉 **불현성 갑상선기능저하증에서 FT4, TSH 수치 변화**

(2) 불현성 갑상선기능항진증

불현성 갑상선기능항진증은 갑상선호르몬(FT4, T3)은 정상 범위에 있지만 갑상선자극호르몬(TSH)이 정상보다 떨어져 있는 상태를 의미한다.

불현성 갑상선기능항진증은 심혈관 질환을 일으킬 수 있고 골밀도에도 나쁜 영향을 주어 골다공증이 나타날 수 있다. 심방세동 등의 부정맥 발생률이 높아질 수 있고 정신적인 안정에도 영향을 미쳐 삶의 질이 떨어질 수 있다는 연구 결과도 있다. 이는 불현성 갑상선기능항진증이 단순한 질환이 아니므로 지속적인 진단과 치료가 필요하다는 사실을 보여준다.

불현성 갑상선기능항진증으로 진단하면 주기적인 추적관찰로 치료를 뒤로 미룬다. 하지만 그레이브스병으로 진행될 가능성이 있기 때문에 질환의 원인에 해당하는 자가면역 이상을 치료하는 것이 좋다.

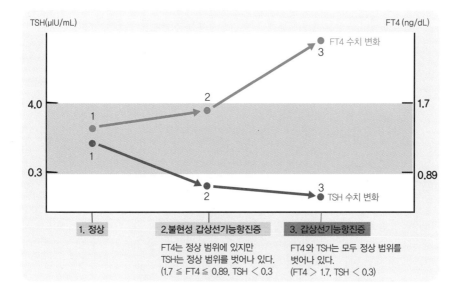

TSH(μIU/mL)			FT4 (ng/dL)

1. 정상	2.불현성 갑상선기능항진증	3. 갑상선기능항진증
	FT4는 정상 범위에 있지만 TSH는 정상 범위를 벗어나 있다. (1.7 ≦ FT4 ≦ 0.89, TSH < 0.3	FT4와 TSH는 모두 정상 범위를 벗어나 있다. (FT4 > 1.7, TSH < 0.3)

〈그림〉 불현성 갑상선기능항진증에서 FT4, TSH 수치 변화

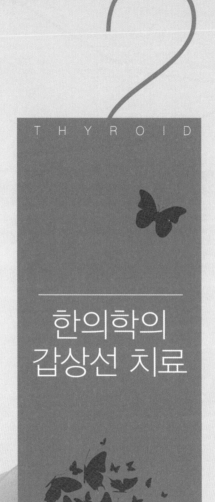

THYROID

한의학의
갑상선 치료

1 한의학은 갑상선을 어떻게 치료하는가?

1) 갑상선기능항진증

한의학에서는 갑상선기능항진증(甲狀腺機能亢進症)을 영(癭), 영류(癭瘤), 골안응정(鶻眼凝睛), 토안(兎眼), 소갈(消渴), 정충(怔忡), 경계(驚悸), 번조(煩躁) 등의 범주에 속하는 질환으로 보고 있다.

여기서 영(癭)과 영류(癭瘤)는 혹을 의미하는 것으로 갑상선기능항진증으로 목이 튀어나오는 증상을 말한다. 또한 소갈(消渴)은 체중이 줄고 목이 마른다는 의미로 주로 당뇨병에 많이 적용되는 증상이지만, 갑상선기능항진증에서도 과도한 대사 과정으로 목이 마를 수 있기 때문에 소갈로 보았다. 그리고 정충(怔忡), 경계(驚悸)와 번조(煩燥)는 가슴이 몹시 두근거려 편하지 않고 불안감을 갖는 증상을 의미하는데, 갑상선기능항진증에서 심장박동이 빨라져 발생하는 증상에 해당된다. 골안응정(鶻眼凝睛)은 체내에 쌓인 열이 눈동자를 튀어나오게 한다는 의미로 그레이브스병의 안증(眼症, 안구가 돌출되는 증상)에 해당된다.

갑상선기능항진증은 대부분 '본허표실(本虛標實)'증이며, 음허(陰虛)가 본(本)이 되고 화왕(火旺)이 표(標)가 된다. 따라서 갑상선기능항진증의 주요한 병리(病理)를 음허화동(陰虛火動)과 허화내동(虛火內動)으로 본다. 즉 몸의 근본은 허(虛)하지만 겉으로는 열(熱)이나 화(火)가 발생한다는 것을 의미한다.

실제 임상에서 보면 갑상선기능항진증 환자들은 대사가 증진되어 열이 나지만 몸의 기능이 많이 떨어져 있다. 또한 환자들은 지속적으로 몸이 허해지면서 화가 오르고 열이 위로 뜨지만 이러한 열은 진짜가 아닌 가짜 열이다. 갑상선의 기능이 회복되면 이러한 열감은 저절로 가라앉는다.

갑상선기능항진증의 증상은 다음과 같이 나타날 수 있으므로, 그에 따라 한의학적인 치료가 이루어진다.

(1) 심간화열(心肝火熱)

심장에 화(火)가 과도하게 생기면서 갑상선 질환이 일어났다고 보는 것으로, 갑상선기능항진증에서 심장박동이 빨라지는 증상을 설명한다. 그 결과 얼굴이 붉어지는 증상과 함께 가슴에서 열감을 느낀다. 또한 두근거리고 숨이 차거나 땀이 나는 증상이 나타난다.

이를 치료하기 위한 처방은 다음과 같다.

치방(治方): 청심연자탕(淸心蓮子湯)

감국(甘菊), 나복자(蘿蔔子), 맥문동(麥門冬), 백자인(柏子仁), 산약(山藥), 산조인(酸棗仁), 석창포(石菖蒲), 연육(蓮肉), 용안육(龍眼肉), 원지(遠志), 천문동(天門冬), 황금(黃芩)

(2) 간기울체(肝氣鬱滯), 간양상항(肝陽上亢)

    간(肝)의 기운이 울체(鬱滯)되면 간기(肝氣)가 막혀서 열이 위로 올라가게 된다. 그 결과 열이 목 부분에 오랫동안 정체되면서 갑상선기능항진증이 생길 수 있다. 또한 간화(肝火)가 위로 상승하면 얼굴이 붉어지고, 안구가 돌출되며, 가슴이 두근거리고, 월경이 사라지는 증상이 일어날 수 있다.

    따라서 갑상선기능항진증의 치료에서는 심화(心火)를 해소하고 간기(肝氣)를 순조롭게 하는 것을 기본으로 한다. 또한 환자들이 이미 항갑상선제를 복용하고 있는 경우가 많기 때문에, 환자 개별적인 증상의 정도에 따라 간의 기운을 안정시키는 약물을 가감하여 처방하여 치료한다.

 치방(治方): 가미소요산(加味逍遙散), 육울탕(六鬱湯), 소시호탕(小柴胡湯)

가미소요산(加味逍遙散)

감초(甘草), 길경(桔梗), 당귀(當歸), 도인(桃仁), 목단피(牧丹皮), 백출(白朮), 치자(梔子), 적작약(赤芍藥), 청피(靑皮), 패모(貝母), 황금(黃芩)

육울탕(六鬱湯)

향부자(香附子), 창출(蒼朮), 신곡(神麯), 치자(梔子), 연교(連翹), 진피(陳皮), 천궁(川芎), 적복령(赤茯苓), 패모(貝母), 지각(枳殼), 소엽(蘇葉), 감초(甘草)

소시호탕(小柴胡湯)

감초(甘草), 대조(大棗), 반하(半夏), 생강(生薑), 시호(柴胡), 인삼(人蔘), 황금(黃芩)

한의학적 갑상선기능항진증 치료

• 심경(心經)의 열과 간경(肝經)의 울체를 해소하려면 심열을 해소하고 울체된 간 기능을 해소해주는 방향으로 치료해야 한다. 그리고 소통, 순환과 보혈(補血) 의 관점에서 치료하면 갑상선기능항진증의 치료에 많은 도움이 된다.

• 갑상선 탕약, 갑상선 환, 침, 뜸, 미네랄요법, 교정, 심리치료요법 등으로 환자 의 상태에 맞는 치료방안을 계획하여 치료한다.

• 청소년기에 갑상선기능항진증이 있는 경우도 가끔 있다. 이런 경우 이미 항갑 상선제를 복용하였더라도 한약을 통한 한방치료를 진행하는 것이 좋다. 항갑 상선제를 투여하면서 한약 복용을 같이 해주면 갑상선기능항진증이 치료되는 시기도 단축되고 재발의 가능성도 줄어들기 때문이다. 청소년기에 발생하는 갑상선기능항진증은 성장에 좋지 않은 영향을 미친다. 한방치료는 성장에 많 은 도움을 주며, 실제로 좋아진 사례가 많다.

• 항갑상선제를 복용한 후 2~3개월이 지나도 갑상선이 커지는 증상이 개선되 지 않고 안구 돌출, 목 주변 부종 등의 증상이 잠시 호전되다가 더 이상 좋아 지지 않는 경우가 있다. 한방치료를 통해 간, 대장 등이 개선되고 호르몬이 균 형적으로 분비되면 안구 주변의 혈류순환이 촉진되고 안구 주변의 근육이 풀 어지면서 안구 돌출이 많이 좋아진다. 이와 함께 목 주변의 임파절 순환에 도 움이 되는 한약 처방과 침 치료를 진행하면 목 부위의 돌출이 개선될 수 있다.

실제로 내원환자 상당수가 목 부위와 안구에 돌출 증상이 있었는데, 한방치료를 받고 많이 좋아졌다. 하지만 안구 돌출이 많이 심하거나 오래된 경우는 예외적인 상황으로 쉽게 개선되지 않았다. 일반적으로 안구 돌출과 갑상선 종대는 치료가 힘들다고 알려져 있지만, 한방치료를 통해 호전될 가능성은 높다.

• 갑상선기능항진증으로 인해 임신이 잘 안 되는 경우에 한방치료는 임신의 가능성을 높여줄 수 있다. 환자의 갑상선만을 치료하지 않고 자궁과 관련된 장부(臟腑)의 상태를 개선시켜 주는 치료를 하기 때문에 환자가 건강해지고 임신의 가능성이 높아진다. 내원한 환자들은 많은 경우 계속 항갑상선제을 복용하는 중에 임신이 안 되거나 자궁외 임신으로 여러 번 임신에 실패하였지만, 환자에 맞는 한약 처방과 한방치료를 받아 임신에 성공하고 건강한 아이를 출산한 사례가 많았다.

• 갑상선기능항진증이 지속적으로 재발하는 경우 갑상선 고주파술, 방사선 요오드 치료 등을 권유받게 된다. 오랜 기간 항갑상선제를 복용하면서 겪을 수 있는 부작용 때문에 환자는 고주파술 등을 받고 갑상선기능저하증의 상태로 바뀐 뒤 신지로이드를 복용하는 치료법을 선택한다. 그러나 재발하는 갑상선기능항진증으로 고생하고 있어 수술요법을 고려하고 있다면 치료의 시각을 바꿔 한방치료를 선택하도록 권하고 싶다. 갑상선기능항진증이 반복적으로 나타나면서 간 기능이 항진되고 심장이 힘든 상태에 처한다. 또한 피부질환이 생기고 성호르몬의 분비가 불안정해진다. 이러한 경우 환자 개별적인 증상에 맞

는 한약, 침 등의 한방치료가 진행된다면 갑상선호르몬의 분비와 각 장부의 균형이 개선되고 환자의 면역체계가 회복되어 재발 없는 갑상선 치료가 가능해진다.

2) 갑상선 종양

갑상선 종양은 한의학적 진단에서 '습담(濕痰)'과 '어혈(瘀血)'에 해당된다. 이는 개울화담(開鬱化痰), 거담이기(祛痰利氣), 활혈거어(活血祛瘀) 등의 치료법을 기본으로 하여 환자의 체질에 따라 약물을 가감하여 치료하게 된다. 다시 말하면 뭉친 것을 풀어주고 담을 삭혀내며 정체된 부분의 혈을 풀어주어 순

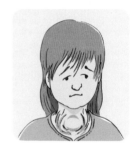

갑상선종으로 갑상선이 부은 모습

환장애를 해소시키는 방법으로 치료한다. 갑상선 종양에는 단순성 갑상선종, 결절성 갑상선종, 갑상선 종양 등이 있다.

(1) 단순성 갑상선종

단순성 갑상선종(simple goiter)은 염증 혹은 종양성 질환이 없는 상태에서 산발적으로 발생한다. 갑상선호르몬의 합성에 이상이 있을 수 있으나, 표면적으로는 해당 증상들이 나타나지 않는다. 이는 갑상선에 염증이나 종양성

변화가 일어나지 않으면서 갑상선만 커지는 상태를 일컫는다.

단순성 갑상선종의 한방적 병명과 치료 처방은 다음과 같다.

관련된 한방적 병명: 영(癭), 영류(癭瘤), 나력(瘰癧), 결핵(結核)

치방(治方): 십육미류기음(十六味流氣飮)

관계(官桂), 길경(桔梗), 당귀(當歸), 목향(木香), 방풍(防風), 백작약(白芍藥), 백지(柏脂), 빈랑(檳榔), 소엽(蘇葉), 오약(烏藥), 인삼(人蔘), 지각(枳殼), 천궁(川芎), 황기(黃芪), 후박(厚朴), 감초(甘草)

(2) 결절성 갑상선종

결절성 갑상선종(nodular goiter)은 갑상선의 기능이 정상이고 염증성 변화도 일어나지 않으면서 결절 부분이 악성이 아닌 혹으로 나타나는 갑상선종을 의미한다. 결절의 수에 따라 단발성과 다발성으로 분류된다. 이는 하시모토 갑상선염, 아급성 갑상선염 등에서 나타날 수 있다.

주로 목이 붓는 증상이 나타나거나 목이 답답하고 음식물을 삼키기가 어렵기도하다. 초음파검사, 세침검사 등으로 악성 여부를 판단한다. 한방적 병명과 치료 처방은 다음과 같다.

관련된 한방적 병명: 영(瘦), 영류(瘦瘤)

치방(治方): 가미지패산(加味芷貝散)

과루인(瓜蔞仁), 금은화(金銀花), 당귀(當歸), 백지(白芷), 조각자(皂角刺), 천산갑
(穿山甲), 천화분(天花粉), 패모(貝母), 감초(甘草)

(3) 갑상선 종양

갑상선 종양(thyroid tumor)은 증세가 나타나지 않는 경우가 많아 갑상선
검사를 통해 발견하는 예가 많다. 갑상선 종양으로 진단된 경우 양성인지 악
성인지 조사하게 된다. 갑상선 종양의 원인은 명확하지 않다.

양성 종양인 경우는 일반적으로 치료가 필요하지 않아 주로 정기적인 검진
으로 관찰이 진행된다. 하지만 종양이 커지면서 기도나 식도에 영향을 미쳐
식사를 할 때 이물감을 느끼는 불편을 겪는다.

한편 악성 종양은 갑상선암에 해당되어 크기를 확인해야 하며, 필요시
(0.5~1cm 이상) 제거 수술이 이루어진다. 악성 종양에는 조직학적 모양에 따
라 유두상암(80%), 여포상암(5%), 수질암, 저분화암 등이 있다.

관련된 한방적 병명: 석영(石瘦)

한의학적 갑상선 종양 치료

한의학에서는 갑상선 결절의 치료에 황약자, 패모, 모려 등으로 담을 삭히고 응결을 풀어주는 처방을 많이 쓰며, 갑상선 종양이 있는 부위의 순환을 늘려주는 치료를 하여 종양의 크기를 줄이도록 한다. 또한 단순성 갑상선종, 갑상선 결절 등은 갑상선호르몬의 항진과 저하를 치료하면서 갑상선의 크기가 줄어들기도 한다.

갑상선암은 특이한 경우로, 크기가 0.5cm 미만인 경우에 보존치료를 하여 갑상선암이 더 이상 진행되지 않거나 개선되도록 하는 것을 목표로 한다.

3) 갑상선기능저하증

갑상선기능저하증은 한의학에서 부종(浮腫), 허로(虛勞), 행지(行遲), 결양증(結陽證) 등의 병명과 관련된다. 즉 갑상선기능저하증 환자들은 일반적으로 얼굴이 무표정하고 무기력해 보이며 얼굴색이 창백해보인다. 또한 얼굴 피부가 푸석푸석하고 입술이 두터우며 혀가 크다. 머리카락은 듬성듬성해 보이고 누렇게 보이기도 한다.

그리고 체내 대사와 순환이 떨어져 부종이 생기기도 한다. 기운이 떨어져 행동이 느려지고 말도 느릿느릿하며 추위를 몹시 타고 땀도 적게 난다. 또한 심근이 혈류 감소로 인해 허혈성 심장질환이 나타나는 경우도 많다.

갑상선기능저하증은 한의학적 진단에서 '비신양허(脾腎陽虛)'에 해당된다. 이는 비장과 신장이 약해서 질환이 생겼다는 의미이다. 따라서 비장과 신장의 양기(陽氣)를 도와주는 처방이 기본이 되고 기혈(氣血)을 보하는 약재가 추가된다.

대부분의 갑상선기능저하증 환자들이 갑상선호르몬제를 복용하고 있는 상황을 기본으로 하여, 환자 개인의 신체적인 조건 및 장부(臟腑)의 강약을 진단해 약재를 가감하여 처방한다.

갑상선기능저하증은 간신음허(肝腎陰虛), 심신불교(心腎不交), 신수부족(腎水不足), 비기허약(脾氣虛弱) 등으로 나타나며, 이에 대한 한의학적 진단 및 치료는 다음과 같다.

(1) 간신음허(肝腎陰虛)

간(肝)과 신장(腎臟)은 밀접한 관련이 있다. 신장의 양기(陽氣)가 약하면 간의 양기도 약하게 되며, 간의 음기(陰氣)가 약하면 신장의 음기도 약하게 된다. 이에 따라 오심번열(五心煩熱), 심계항진(心悸亢進), 갑상선 종대(甲狀腺腫大), 이명(耳鳴) 등의 증상이 나타난다. 즉 손바닥과 발바닥에서 열이 나고, 심장이 두근거리며, 갑상선이 커지거나, 귀 울림 등의 증상이 발생한다. 따라서 간과 신장을 보(補)하는 치료를 통해 갑상선기능저하증을 치료할 수 있다. 이에 사육탕(四六湯)이 처방되는데, 간을 보하는 사물탕(四物湯)과 신장을 보하는 육미(六味)로 구성되어 있다.

치방(治方): 사육탕(四六湯)

당귀(當歸), 백작약(白芍藥), 숙지황(熟地黃), 천궁(川芎), 목단피(牧丹皮), 백복령(白茯苓), 산수유(山茱萸), 산약(山藥), 택사(澤瀉)

(2) 심신불교(心腎不交)

심장과 신장은 인체의 평형(平衡)을 유지하는 데 중요한 역할을 한다. 심장과 신장의 순환은 인체의 순환에서 중요한 축이 되기 때문에, 신장의 음기(陰氣)가 부족하거나 심장의 양기(陽氣)가 부족하면 우리 몸의 평형이 깨져 질환에 걸리게 된다.

갑상선기능저하증으로 인해 심장과 신장의 기운은 서로 균형이 깨져 두근거리거나 가슴이 답답해지는 증상을 겪게 된다. 이에 대한 처방으로 자음강화탕(滋陰降火湯)이 있는데, 신장의 음기를 보하고 심장의 양기를 소통시켜 갑상선기능저하증을 치료하도록 한다.

치방(治方): 자음강화탕(滋陰降火湯)

감초(甘草), 당귀(當歸), 맥문동(麥門冬), 백작약(白芍藥), 백출(白朮), 생지황(生地黃), 숙지황(熟地黃), 지모(知母), 진피(陳皮), 황백(黃柏), 생강(生薑), 대조(大棗)

(3) 신수부족(腎水不足)

신장(腎臟)의 음기가 부족하면 신장의 양기가 성(盛)해져서 간(肝)과 신(腎)의 화(火)가 위로 뜨게 된다. 신장의 음기인 신음(腎陰)은 성호르몬 및 부신호르몬과 유사한 것이다. 신음의 부족으로 성호르몬이나 부신호르몬의 기능이 떨어진 경우에 육미지황탕(六味地黃湯)은 신장을 보하면서 전체적인 몸 상태를 개선시켜 갑상선을 치료한다.

 치방(治方) : 육미지황탕(六味地黃湯)
숙지황(熟地黃), 산약(山藥), 산수유(山茱萸), 백복령(白茯苓), 목단피(牧丹皮), 택사(澤瀉)

(4) 비기허약(脾氣虛弱)

비장(脾臟)의 기운이 부족하고 간과 신장이 허약해지면 갑상선기능저하증이 발생하는 경우가 많다. 이와 관련된 한의학적 병명은 부종(浮腫), 허로(虛勞), 행지(行遲), 어지(語遲) 및 결양증(結陽證)이 있다. 비기허약이 있으면 소화 기능이 떨어져 영양분의 흡수가 잘 이루어지지 못하고 소장에서 요오드의 흡수와 분비가 원활하지 못하다.

갑상선기능저하증 환자들은 장기간 소화장애를 앓고 있어 영양분을 흡수하는 기능이 저하되어 있다. 또한 대장의 기능이 떨어져 장내 세균총이 제대로 기능을 못하면서 환자들은 자가면역질환에 걸릴 확률이 높아진다.

요컨대 비장의 기운이 떨어지면 소화 기능이 저하되어 갑상선기능저하증이 생기므로, 비장의 기운을 회복시켜 주는 사군자탕(四君子湯)과 평위산(平胃散)으로 치료를 진행한다.

 치방(治方): 사군자탕(四君子湯), 평위산(平胃散)

사군자탕(四君子湯)

인삼(人蔘), 백출(白朮), 백복령(白茯苓), 감초(甘草)

평위산(平胃散)

창출(蒼朮), 진피(陳皮), 후박(厚朴), 감초(甘草)

한의학적 갑상선기능저하증 치료

• 갑상선기능저하증을 치료하기 위해서는 체내 대사와 순환이 원활히 이루어지도록 하고 비장, 간과 신장의 기운을 회복시킨다. 이를 위해 갑상선 환, 갑상선 탕약, 침, 뜸, 미네랄요법, 척추교정, 심리치료 등을 함께 쓴다.

• 갑상선호르몬제인 신지로이드를 복용하고 있지만 피곤, 불면증, 탈모, 우울증, 월경 불규칙 등의 증상이 계속 나타나는 경우가 많다. 이를 치료하기 위해서는 환자의 신체 상태와 장부의 강약을 정확히 진단할 필요가 있다. 환자에 맞는 한약 처방으로 치료하면 갑상선호르몬제 없이 일상생활이 가능한 수준까지 도달할 수 있고 불편해하던 많은 증상들이 사라질 수 있다.

- 불현성 갑상선기능저하증으로 진단되면 갑상선호르몬 수치가 정상 범위에 있기 때문에 주기적인 검진을 통해 갑상선호르몬 수치를 관찰하게 된다. 하지만 환자는 여러 불편한 증상들로 인해 힘들어할 수 있고 시간이 지나면서 결국에는 신지로이드를 복용하는 경우도 많다. 또는 진단 초기부터 소량의 신지로이드를 복용하면서 치료하는 경우도 있다. 아무튼 갑상선호르몬제를 복용하게 되면 갑상선은 본연의 기능을 하지 않아 호르몬 생성 능력이 떨어질 수 있으며, 심한 경우 평생 호르몬제를 복용할 수도 있다. 불현성 갑상선기능저하증의 경우 초기에 신지로이드를 복용하지 않고 바로 한방치료를 시작하면 대부분 정상으로 호전된다. 한약을 통한 갑상선 치료는 질환이 발생한 근원을 찾아 치료하기 때문에 재발할 가능성이 낮아진다.

- 갑상선호르몬의 분비가 떨어지면 생리주기가 변하고 배란도 불안정한 상태로 바뀐다. 이처럼 갑상선호르몬은 여성호르몬에도 영향을 미칠 수 있기 때문에, 갑상선기능저하증으로 인해 여성질환이 생길 수 있다. 또한 임신에서 갑상선호르몬은 중요한 역할을 하므로, 갑상선호르몬의 저하로 인해 불임의 가능성이 높아질 수 있다. 단순히 갑상선호르몬만을 보고 치료할 경우 임신이 쉽지 않을 수 있다. 갑상선과 함께 자궁의 건강을 함께 다뤄야 임신에 성공할 확률이 높아진다. 갑상선 한방치료는 임신 문제에서 많은 장점이 있으며, 갑상선기능저하증 환자들이 한방치료를 통해 임신 및 출산에 성공한 사례가 많다.

2. 갑상선 치료를 위한 침과 뜸

• 갑상선과 침

인체는 경락(經絡)을 따라 기혈(氣血)이 정상적
으로 순환될 때 건강을 유지할 수 있다. 기혈의
흐름이 정체되거나 막혀 있으면 몸에 병이 생기는
상태에 이른다. 한의학에서는 인체 에너지의 본질
을 기혈이라 하고 기혈이 흐르는 경로를 경락이
라 한다. 경락은 신체 각 장부들과 여러 부분을
연결하는 경로에 해당된다. 이러한 경락이 정체
되거나 막혀 있는 상태를 해소해주면 병을 치료
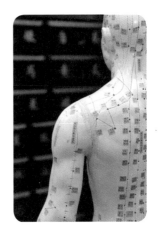
하는 데 도움이 되며, 여기에 침은 상당히 효과적이다.

침을 놓는 방법에는 여러 가지가 있는데, 특히 갑상선 질환에 효과적인 사
암침법에 대해 간략히 설명하고자 한다.

사암침(舍巖鍼)은 오행의 보사법을 이용하여 치료하는 방법으로, 상생(相
生)과 상극(相剋)의 원리 그리고 허즉보기모(虛則補其母)와 실즉사기자(實則瀉
其子)의 원리를 이용하는 치료법이다. 즉 기운이 허한 것은 보해주고 기운이
강한 것은 깎아내려 치료한다는 것이다.

사암침은 아픈 부위에 직접 침을 놓는 것이 아니라 병의 성질에 따라 병과
긴련이 있는 적절한 12경락의 혈위(穴位)에 침을 놓는다. 주로 팔꿈치 아래

및 무릎 아래 말단 부위에 침을 놓는데,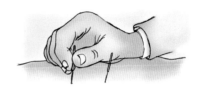
그 부위에는 오수혈(五輸穴)이라는 효과
가 좋은 혈들이 모여 있다. 그 부위를 집
중적으로 자극하면 빠른 효과를 볼 수
있다. 또한 병의 보이는 부분뿐만 아니라 우리 몸 내부의 오장육부를 조절하
여 근본적으로 건강을 되찾게 해주는 침 치료법이기도 하다. 예를 들어 대장
기능이 약해져 갑상선 질환이 발병했으면 대장 경락을 보한다. 소장 기능이
약해져(장의 흡수력 저하) 갑상선 질환이 생겼으면 소장 기능을 보하여 갑상선
질환을 치료한다. 또한 여성호르몬 기능이나 자궁 기능이 약해서 갑상선 질
환이 발생했으면 소장 경락을 보한다. 폐 기능이 약해서 갑상선 질환이 생긴
경우 또는 간 기능이 허해서 갑상선 질환이 생긴 경우, 각각 해당 경락을 보
하거나 사하면서 갑상선 기능을 치료하게 된다.

　또한 갑상선 부위의 목 주변 근육과 인대 부분을 풀어주어 치료하는 침법
이 있다. 경추 부위의 근육이 경직되어 있는 경우에 해당 부분의 근육과 인대
를 침으로 자극하여 갑상선의 기능을 높여준다. 경추와 연관된 승모근, 두판
상근, 흉쇄유돌근, 사각근 등을 풀어주거나 경추의 극돌기와 횡돌기 부분에
붙어 있는 인대들을 자극하는 치료를 한다. 긴장된 경추를 이완시켜 목 부위
의 혈류순환을 원활하게 하여 갑상선으로 가는 혈액순환을 향상시키면 치료
에 효과적이다. 갑상선은 크기는 작지만 많은 혈액 공급을 요하므로 갑상선
으로 흐르는 혈류 공급은 상당히 중요하다. 실제로 임상에서 갑상선 환자의
어깨나 목 부분의 긴장된 근육을 침으로 풀어주면 갑상선이 편해지고 치료에

도움이 된다.

• 갑상선과 뜸

뜸 치료는 약쑥을 태울 때 생성되는 온
기(溫氣, 따뜻한 기운)가 경혈점을 자극하고
기혈의 순환을 원활하게 하는 치료법으로,
침과 함께 사용하여 치료 효과를 높인다.

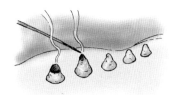

쑥은 따뜻한 성질을 가진 한약재로 한약으로 복용하면 몸을 따뜻하게 해
주는 효과가 있다. 체내 모세혈관을 확장시켜 전신의 혈액순환을 도와주고
체온을 상승시켜 준다. 우울증, 신경증 등을 안정시키고 면역력을 높여준다.
또한 혈류순환을 촉진시켜 노폐물이 신장을 통해 배설되는 데 도움을 준다.

갑상선 질환에서는 주로 복부에 왕뜸을 떠서 상복부와 하복부의 순환을
증대시켜 준다. 상복부에서는 위, 간, 췌장, 소장 등의 순환을 돕고 하복부에
서는 소장, 대장, 자궁, 방광 등의 순환을 증진시킨다.

갑상선 질환의 한의학적 치료에 있어 몇 마디 덧붙이면

갑상선기능저하증과 갑상선기능항진증은 갑상선호르몬의 생성 면에서 본다면
확연히 다른 질환이고 동반되는 증상들을 살펴볼 때도 역시 다른 질환이다. 하지
만 한의학적 치료에서는 이들이 같은 기전으로 발생하기 때문에 동일한 질환으
로 볼 수 있다.

개인적인 신체 장부(臟腑)의 강약으로 인한 불균형과 함께 지속적으로 겪는 스트레스로 인해 어떤 사람에게는 갑상선기능저하증으로, 어떤 사람에게는 갑상선기능항진증으로 나타나는 것이다. 물론 이에 대한 생각은 개인적으로 다를 수도 있다.

갑상선 질환의 발생 원인은 분명하지 않지만 일상생활에서 받는 스트레스가 지속되면서 시작된다고 볼 수 있다. 개인적인 신체 조건들이 다르므로 치료방식을 일괄적으로 적용하는 것은 효과적이지 않다. 또한 개인마다 갖고 있는 위, 대장, 간과 신장, 자궁 등 장부의 강약에 따라 갑상선 질환이 생기는 결과도 다르다.

한방치료에서는 갑상선호르몬의 정상 수치 회복만이 목표가 아니다. 환자가 호소하는 불편한 증상들, 즉 소화장애, 월경불순, 피곤, 탈모, 비만, 가슴 두근거림, 불안감이나 우울증, 피부질환 등을 같이 치료하는 것이 목표가 된다. 따라서 기본적인 치료원칙은 동일하지만 개인이 갖고 있는 갑상선 질환의 원인과 증상이 다르므로 처방 및 치료전략은 다르다.

그리고 갑상선 질환은 자가면역질환이므로 면역력을 회복시키면서 호르몬 분비를 정상으로 되돌리는 한약 처방이 사용된다. 장내 면역을 회복시키기 위해 대장의 기운을 올려주는 발효 한약재를 처방하게 되는데, 이는 대장 내 유익균의 생성에 효과적이고 영양분의 장내 흡수율을 높여준다. 실제로 이러한 한방치료를 실시한 후 혈액검사를 하면 갑상선의 자가면역항체 수치가 빠르게 회복된 경우가 많았다.

갑상선의 치료에 있어 중요한 것은 장부(臟腑)의 균형, 호르몬의 균형적인 분비와 항상성의 유지이다. 이와 함께 균형적인 식사, 수면과 정신적인 안정감을 유

3. 한의학 고서(古書)에서 보는 갑상선

한의학에서 갑상선은 혹이나 스트레스와 관련된 질환으로 보고 오래 전부터 치료를 해왔다. 황제내경, 여씨춘추, 제병원후론, 의학입문 등을 비롯한 많은 고대 의서에서 그 원인 및 치료법을 기술하였다. 이러한 치료는 갑상선의 근원적인 치료에 입각하고 실제로 현대 한의학에서 적용되고 있다.

• 황제내경(黃帝内経)

황제내경의 '영추(靈樞) 경맥(經脈)'을 보면 "협영(俠癭), 협후(俠喉)하여 발생하므로 소양경(少陽經)에 이상이 생겨 나타난다"고 기술하였다. 이를 해석해보면 "14경락 중에 족소양담경(足小陽膽經)에 문제가 발생하면 겨드랑이나 목 부분에 혹이 생긴다"는 것을 의미한다. 이는 갑상선종에 대한 인식이 시작됨을 보여주는 것이다.

또한 갑상선 질환은 한의학적으로 '영류(癭瘤)'라는 병증에 해당된다고 볼 수 있다고 하였다. 이처럼 영류는 한의학의 최고전인 황제내경에도 기록되어 있을 정도로 2000년 이전부터 존재하던 병증이며, 주로 목의 앞부분이 튀어 나온 혹과 관련된 병증을 말하고 있다.

• 제병원후론(諸病源候論)

제병원후론은 중국 수나라의 소원방 등이 편찬한 의학서적으로 갑상선의 병인과 증후를 전문적으로 기술하였고 갑상선에 대해 "깊은 산속에서 오래 살게 되면 영류(瘻瘤)가 발생한다"고 표현하였다.

이는 깊은 산속에서 오래 살면 요오드 성분이 부족하게 되어 갑상선에 혹이 생길 수 있다고 표현한 것으로, 지역적인 풍토병과 같이 특정 지역에서 많이 생기는 풍토성 갑상선종을 말한 것으로 볼 수 있다.

• 주후비급방(肘後備急方)

중국 진(晉)나라 갈홍(葛洪)이 편찬하고 양(梁)나라 도홍경(陶弘景)이 증보한 주후비급방을 살펴보면, 갑상선의 치료에서 요오드가 많이 함유된 해조류 약물을 처방하였음을 알 수 있다. 기록된 10가지 처방을 보면 해조(海藻)와 곤포(昆布)를 중요한 약물로 사용했다. 해조는 바다에 사는 조류에 해당되고 곤포는 다시마를 의미한다. 따라서 해조류가 갑상선기능저하증에 효능이 있음을 보여주는 기록이다.

• 성제총록(聖濟總錄)

성제총록은 송나라 휘종 때 편찬된 의학서적으로 "영류(癭瘤)가 여성들에게 많은 이유는 남자보다 근심이 많고 화를 많이 내기 때문이다"고 기술하였다.

이는 남녀의 성별 차이에 따른 갑상선 질환의 발병 빈도를 언급한 것으로, 영류의 기전과 치료법에 대해 보다 많은 연구가 진행되었음을 보여준다. 또한 갑상선 질환이 여성에서 더 많이 발생하고 그 이유는 스트레스와 화병에 있음을 언급하였다. 요즘 현대사회에서 많이 발생하는 갑상선 질환의 주요 원인으로 스트레스를 꼽고 있는데, 과거에도 상당히 유사한 시각을 갖고 있었음을 알 수 있다.

• 잡병원류서촉(雜病源流犀燭)

중국 청나라 때 심금오(沈金鰲)가 저술한 의서로 "영류(癭瘤)는 인체내 장부와 관련되나, 근본적으로 간화(肝火)를 원인으로 보고 있다"고 기술하였다. 이는 갑상선 질환의 원인을 스트레스와 연결시켜 보고 있으며, 특히 갑상선과 관련이 있는 장기를 '간(肝)'으로 보고 있다는 점을 의미한다.

• 의학입문(醫學入門)

중국 명나라 이천(李梴)이 편찬한 의학입문에서는 "영류(癭瘤)는 모두 기혈(氣血)이 응결되어 발생하며, 특히 걱정과 화가 지나쳐 심폐(心肺)의 기운을 소모시켜서 손상시키기 때문이다"고 기술하였다.

이는 갑상선 질환이 기혈이 소통되지 않아 발생하는 질병이라는 것으로, 기혈이 소통되지 않는 원인을 스트레스에서 찾고 있다. 또한 갑상선 질환의 원인을 우리 몸의 간, 심, 폐 등 여러 장기로 세분화하여 찾고 있었다는 사실을 보여준다.

• 동의보감(東醫寶鑑)

동의보감에서는 갑상선에 대해 "사람의 기혈(氣血)이 잘 돌지 못하고, 몰려서 뭉치면 영류(癭瘤)가 된다"고 하였다. 여기서 '영(癭)'은 근심을 많이 한 탓에 생기는데, 어깨와 목에 주로 나타난다. 또한 '유(瘤)'는 기(氣)가 몰려서 생기는데, 이들 영(癭)과 유(瘤)는 시간이 지날수록 점점 커진다고 하였다.

딴딴하고 밀어도 밀리지 않는 것을 석영(石癭)이라 하며, 살빛이 변하지 않는 것을 육영(肉癭)이라 한다. 또한 힘줄과 핏줄이 드러나서 뭉친 것을 근영(筋癭)이라 하며, 벌건 핏줄이 얽혀서 뭉친 것을 혈영(血癭)이라 한다. 그리고 근심하는 정도에 따라 커졌다 작아졌다 하는 것을 기영(氣癭)이라 한다.

유(瘤) 역시 기혈이 엉겨 뭉쳐서 되고 골류(骨瘤), 육류(肉瘤), 농류(膿瘤), 혈류(血瘤), 석류(石瘤), 지류(脂瘤) 등이 있는데, 이들을 째는 과정에서 사망할 수 있어 함부로 째지 말아야 한다고 하였다. 하지만 오직 지류(脂瘤)는 째어서 속에 있는 곱(지방 덩어리)을 빼내야 한다.

영류(癭瘤)를 치료하는 데 곤포(昆布), 미역 등을 많이 쓰는데, 그 이유는 짠맛이 단단한 것을 연해지게 하기 때문이다. 하고초(夏枯草)는 영류(癭瘤)와 결기(結氣)를 삭게 하는 약으로, 물에 달여서 자주 먹으면 낫는다.

이를 보면 갑상선 질환이 스트레스로 인해 기혈의 소통이 안 되서 생긴다는 점과 모양이나 촉진에 의해 질환을 세분화해서 언급했음을 알 수 있다. 특히 석영은 갑상선암이나 갑상선 결절과 관련해 언급했음을 알 수 있다. 또한 다시마나 미역은 갑상선기능저하증에, 하고초는 갑상선종이나 갑상선 결절에 사용할 수 있음을 보여준다.

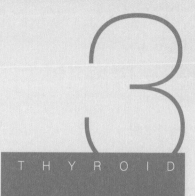

3

THYROID

당신의 몸은
갑상선
질환을
말하고 있다

갑상선에는 갑상선호르몬 분비 이상으로 발생하는 단순한 질환에서부터 갑상선 결절, 갑상선암 등과 같은 질환이 생길 수 있다. 갑상선 질환의 정확한 발병 원인을 찾지 못하고 있어 원인에 근거한 치료는 이루어지지 못하고 있다. 따라서 단순히 갑상선호르몬을 보충하거나 갑상선호르몬을 억제하는 수준으로 치료하기도 하고 갑상선 절제술 등이 진행될 수 있다. 갑상선 질환은 원인미상의 질환이지만 근원적인 치료방안을 살펴볼 필요가 있다.

한의학적인 관점에서 갑상선 질환의 원인을 말하자면 환자의 장부(臟腑)가 약하다는 것이다. 신체의 여러 장부들은 서로 균형을 이루어 자리 잡고 있을 때 건강할 수 있지만, 각 장부의 약함과 강함이 서로 불균형하여 조화를 이루지 못하면 갑상선 질환이 생길 수 있다. 또한 지나친 스트레스로 인해 갑상선 질환이 발생할 수 있는데, 현대사회에서 많은 사람들은 지속적인 스트레스 속에 살면서 감정적인 불안정과 함께 몸이 질환에 노출되기 쉽다. 그 결과 다양한 증상들이 나타날 수 있고 체내의 가장 약한 부분에서 질환이 생기게 된다. 특히 갑상선은 중요한 장부로 이와 같은 스트레스에 취약하여 질환에 걸리기 쉽다.

갑상선 질환은 우리 몸의 주요 대사 기능을 조절하는 여러 중요 호르몬의 생성 및 분비에 문제를 일으켜 갑상선 이외의 다른 장부에도 영향을 미친다. 일반적으로 갑상선에 이상이 있으면 갑상선만을 생각하고 치료하려 한다. 하지만 갑상선에 이상이 있으면 갑상선과 전혀 관계가 없는 것처럼 보이는 다른 장부에도 문제를 일으킬 수 있다. 다른 장부에서 발생한 증상만을 치료할 경우 해당 증상은 잠시 해결될지 모르지만 갑상선은 더 나빠지고 그 증상은 다시 나타날 수 있다. 이처럼 다른 장부의 문제가 갑상선 질환과 연결되는 경우가 있으므로 갑상선을 독립적인 장부로 보지 말고 우리 몸의 중심적인 장부로 보아야 할 것이다. 결국 갑상선의 치료는 우리 몸의 건강을 위해 반드시 필요하며, 이는 평생의 건강과도 연결된다.

• 갑상선과 심장

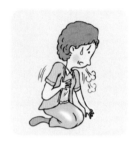

갑상선에 이상이 있으면 맥박이 빠르게 뛰거나 천천히 뛰기도 한다. 이는 갑상선호르몬이 말초혈관의 저항을 감소시켜 혈류량을 증가시키고 심장근육의 운동을 촉진시켜 심박출량을 증가시키기 때문이다. 따라서 갑상선호르몬이 많으면 심장박동이 빨라지고, 적으면 심장박동은 느려진다. 이처럼 갑상선은 심장과 밀접한 관련이 있다.

갑상선기능저하증의 초기에는 비교적 가벼운 증상이 나타나는데, 심근 수축력이 저하되어 운동할 때 호흡이 가빠지거나 운동에 대한 적응력이 떨어질 수 있다. 하지만 갑상선기능저하증이 심해지면 심장의 기능이 점차 떨어져 체내에 혈액 공급이 제대로 이루어지지 못해 울혈성 심부전이 생길 수 있다. 중증의 갑상선기능저하증은 심혈관 관련 질환과 연관이 있으므로, 만약 갑상선기능저하증과 함께 협심증 같은 심혈관 질환이 있다면 갑상선 치료는 반드시 필요하고 신중하게 이루어져야 할 것이다.

갑상선기능항진증으로 갑상선호르몬이 과도하게 증가하면 오랜 기간에 걸쳐 심근 단백질의 분해가 일어나기 때문에 심근력이 떨어진다. 따라서 중증의 갑상선기능항진증에서는 오랜 기간 갑상선호르몬이 과다하게 분비되면서 심근 기능이 상당히 떨어지게 된다. 그 결과 몸에 필요한 일을 하기 위한 심장박동이 증가하고 심박출량이 증가한다. 이는 심장에 심한 무리가 생기게 하고 심한 경우 사망에 이르게 할 수도 있다.

또한 갑상선호르몬이 과다 분비되면 심장박동이 빨라져 초조감, 번조증(煩燥症) 등이 생길 수 있다. 이와 반대로 적게 분비되면 심장박동이 느려져 우울증, 의욕저하 등의 증상들이 나타날 수 있다. 따라서 갑상선호르몬의 분비에 문제가 생기면 감정조절이 곤란해지고 정신적인 문제를 겪을 수 있다. 이와 같이 갑상선 질환에 따라 심장에 관련 증상들이 생기기 때문에 갑상선의 치료뿐만 아니라 심장의 기능을 조절하고 마음을 안정시키는 치료도 진행되어야 한다.

• 갑상선과 폐

갑상선호르몬은 체내 단백질 합성을 촉진시켜 조직의 성장과 발달에 관여한다. 따라서 갑상선호르몬의 저하는 폐의 표면 활성제 합성에서 주요 자극제인 코티솔 호르몬의 결핍을 초래하여 폐 성숙을 지연시킨다는 연구 결과가 있다.

폐 기능이 좋아지면 소화와 영양분 흡수 기능이 좋아진다. 이는 폐의 기능이 좋으면 영양분을 흡수하고 대사하는 과정에서 발생하는 열이 잘 식기 때문이다. 즉 소화 과정에서 대사산물인 중탄산이온이 발생하는데, 이것이 폐의 호흡을 통해 배출되어 소화와 체내 영양분 흡수가 잘 진행된다.

한의학적으로 폐와 대장은 상통되어 있어 폐의 압력이 음압(陰壓)이면 대장의 압력은 양압(陽壓)이 된다. 따라서 호흡과 관련된 근육들이 원활히 움직이면 장도 건강하게 움직인다.

또한 폐기(肺氣)가 좋으면 심장으로 산소 공급이 원활하게 이루어지고 심장이 튼튼해진다. 앞서 갑상선과 심장의 관계를 강조하였는데, 사실 심장이 좋아지려면 폐 기능이 먼저 좋아져야 한다. 따라서 폐와 심장의 기운이 좋아지면 갑상선호르몬의 활성도가 높아질 수 있다.

• 갑상선과 간

갑상선호르몬은 해독 작용과 관련하여 간과 연관이 있다. 일반적으로 해독은 간에서 일어나는데, 갑상선호르몬은 지방 합성, 분해 및 산화 과정을 조절하는 효소들을 자극하여 간 기능에 영향을 미친다. 이때 간에서는 갑상선호르몬의 영향을 받아 간 효소의 성숙이 진행된다. 하지만 갑상선에 이상이 있을 경우에는 간 효소의 성숙 과정에 문제가 생겨 간의 해독 기능이 떨어진다. 결국 갑상선의 이상은 간의 기능에 문제를 일으킨다.

또한 간은 갑상선호르몬 생성과 관련되어 있어 간의 기능 저하는 갑상선에 나쁜 영향을 준다. 이러한 밀접한 연관성으로 인해 갑상선과 간 중 어느 것이라도 좋지 않으면 서로 영향을 미치며 악순환에 빠질 수 있다.

갑상선기능항진증으로 메티마졸, 안티로이드 등의 항갑상선제를 복용한 후 간 수치(AST, ALT)가 상승할 수 있다고 알려져 있다. 여기서 AST, ALT는 간에 존재하는 효소로, 항갑상선제를 복용한 후 간세포가 일부 파괴되어 이들 효소가 혈중으로 나올 수 있다. 그 결과 간 수치가 상승할 수 있는데, 이러한 부작용으로 인해 항갑상선제를 오랜 기간 복용하는 것에 대해 우려감을 나타내기도 한다.

한편 한약을 먹으면 간 수치가 상승할 수 있다는 잘못된 편견으로 갑상선 치료에서 한약 복용을 꺼리는 경우를 가끔 본다. 하지만 이는 잘못 알려진 사실들 중 하나이다.

실제로 항갑상선제를 복용하는 상태에서 한방치료를 받을 경우 간 수치가 상승하면 이를 한약에 의한 결과로 오인하는 경우가 있다. 하지만 이는 항갑상선제에 의해 발생할 수 있는 결과로 한약과는 무관한 경우가 대부분이다. 갑상선 한방치료에서는 간과 갑상선의 관계가 중요하기 때문에 간의 기능을 안정시키는 한약 처방이 포함된다. 이러한 갑상선 한방치료를 통해 실제로 갑상선호르몬이 안정되고 간 수치 또한 좋아진다.

• 갑상선과 대장

갑상선과 대장은 동일한 경락에 존재한다. 따라서 갑상선에 이상이 생기면 대장에 이상이 생기며, 이와 반대로 대장에 문제가 생기면 갑상선에 문제가 생길 수 있다.

소화 과정에서 대장은 물, 전해질 등을 흡수하여 갑상선에서 호르몬을 생성하는 데 실제로 중요한 도움을 준다. 한방에서 갑상선은 대장 경락에 해당하며, 여러 원인에 의해 대장의 기운이 약해지면 대장의 흡수 능력이 떨어지고 결과적으로 갑상선호르몬의 생성 및 분비에 문제가 생긴다.

대장은 10m 이상의 길이로 내부는 융모 조직으로 이루어져 표면적이 상당히 넓다. 이처럼 넓은 표면적으로 이루어진 대장에는 100조 이상의 장내 세균이 존재하는데, 이들 장내 세균을 제3의 장기라 일컫는다. 유산균, 젖산균 등 이들 세균이 우리 몸에 유익한 일을 하기 때문이다. 장내 유익한 세균은 병원균을 제거하는 기본적인 일 이외에 혈중 콜레스테롤을 줄이고 독성물질과 발암물질을 억제하며 분해하는 역할을 수행한다. 또한 소화관의 벽을 두껍게 해주면서 이를 통해 면역기능을 높여주는 역할도 한다. 그리고 결장 내에 있는 세균총이 좋아지면 갑상선호르몬의 수치가 좋아진다는 연구 결과도 있다.

이처럼 갑상선과 대장은 밀접한 관계가 있기 때문에 변비, 소화불량 등의 증상이 갑상선과 관련되어 발생할 수 있다. 따라서 갑상선 질환으로 인해 대장과 관련된 증상들이 나타날 때 갑상선만을 보고 개별적으로 치료할 경우, 단기적으로는 효과를 볼 수 있지만 원인 치료가 이루어지지 않아 재발할 가능성이 높다. 이에 갑상선을 치료하든 대장을 치료하든 우리 몸 전체를 보면서 해당 증상이 일어난 원인을 정확히 찾아 치료하는 전략이 필요할 것이다.

• 갑상선과 소장

음식을 통해 흡수된 요오드는 갑상선호르몬의 생성에 절대적으로 필요하다. 이렇게 섭취된 요오드(I)는 음이온(I^-)으로 환원되어 소장에서 흡수될 수 있는 상태가 된다. 소장에서 흡수된 요오드는 혈액을 통해 갑상선에 전달된 후 갑상선호르몬의 생성에 쓰인다.

소장에서 흡수된 요오드는 갑상선에서 20%, 신장에서 80% 처리된다. 따라서 소장의 기능에 문제가 생기면 요오드의 흡수, 분비 및 제거 과정에 문제가 발생하며, 결국 갑상선 기능에 문제가 생길 수 있다. 갑상선에 이상이 있는 환자들은 대부분 소화기의 기능이 저하되어 있다.

• 갑상선과 신장(부신호르몬)

부신호르몬의 기능이 떨어진 환자들의 상당수가 갑상선기능저하증을 겪고 있다. 이처럼 부신 기능이 떨어진 경우를 부신피로라고 부른다. 부신피로의 원인으로 주로 갑상선기능저하증을 보는 이유는 갑상선호르몬과 부신호르몬이 뇌하수체를 중심으로 조절되고 있어 갑상선과 부신의 기능이 서로 연결되어 있다고 보기 때문이다. 따라서 부신피로를 겪는 환자들은 갑상선을 치료하면서 부신피로의 증상들이 사라지는 경우가 많다.

부신호르몬의 분비에 문제가 있는 경우 생활 속에서 반복적으로 발생하는 스트레스에 적절히 대처하지 못하게 되면서 부신피로의 증상들이 생긴다. 따라서 부신호르몬과 연결된 갑상선호르몬이 더 필요하게 되어 갑상선에 무리가 간다.

갑상선기능저하증의 증상들은 부신피로의 증상들과 유사하다. 갑상선의 기능이 개선되기 위해서는 부신의 기능을 회복시켜야 한다.

 여기서 잠깐!

'부신피로'란?

부신은 신장 위에 위치한 내분비 기관으로, 스트레스를 받게 되면 부신피질에서 '코티솔'이라는 부신호르몬을 분비한다. 정신적인 혹은 육체적인 스트레스를 받으면 코티솔 분비가 늘어나고 혈당이 높아지면서 스트레스에 저항한다. 하지만 스트레스가 지속되면 코티솔이

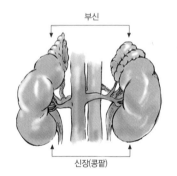

지나치게 분비되어 고갈 수준에 도달하면서 스트레스에 적절한 저항을 할 수 없게 되는데, 이러한 상태를 부신피로라고 한다. 보통 우리가 알고 있는 '만성피로'와는 다른 상태이므로 정확히 진단할 필요가 있다.

코티솔이 완전히 고갈되는 '에디슨씨병'만 질환으로 진단되고 코티솔이 부족한 부신호르몬 부족증은 정상으로 판명되기 쉽다. 따라서 환자는 부신피로에 따른 불편한 증상으로 괴로워하지만 치료를 받지 못하거나 단지 만성피로에 해당하는 치료를 받게 되어 효과가 없을 수 있다.

한의학적인 치료에서 부신호르몬은 여성호르몬, 갑상선호르몬, 췌장호르몬 등과 연관되어 분비된다고 본다. 따라서 부신 기능을 회복시키기 위해서는 간, 대장, 자궁, 췌장, 위 등의 기능을 정상으로 회복시켜야 한다. 또한 부신피로는 호르몬 분비 이상에 따라 나타나므로 해당 호르몬의 균형적인 분비를 돕는 처방이 중요하다. 이외에 스트레스를 피할 수 있는 안정된 마음가짐을 갖기 위해 운동, 음악, 명상 등이 많은 도움이 되며, 적절한 영양분을 섭취할 수 있는 식사습관 또한 중요하다.

부신피로에 따른 증상은 다음과 같다.

부신피로의 주요 증상

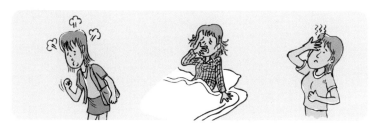

• 아침에 일어날 때 부종이 발생한다.

• 이유 없이 피곤하고 아침에 일어나기가 어렵다.

• 항상 녹초가 된 느낌이 든다.

- 스트레스를 많이 받고 스트레스가 잘 해소되지 않는다.

- 생리전증후군이 심해진다.

- 가벼운 우울증이 생긴다.

- 원인 모르는 미열이 지속된다.

- 무기력해지고 성욕이 떨어진다.

- 주로 아침에 식욕이 떨어져 아침을 거르는 경우가 많다.

- 고기를 먹으면 소화가 덜 되는 느낌이 들고 더부룩하다.

- 피곤한 이유로 짠 음식이나 단 음식을 선호하고 커피나 탄산음료를 좋아한다.

한의학에서 부신피로의 치료는 어떻게 할까요?

환자의 오장육부(五臟六腑) 강약(强弱)은 만병의 원인이 되는데, 이는 부신피로 진단에서 중요한 부분이다. 정확한 장부의 강약을 진단하기 위해 형상진단과 기타 한의학적 진단으로 환자의 부신피로 원인 및 증상을 판단한다. 또한 환자의 몸에 습담(濕痰)이 많은 경우, 어혈이 많은 경우, 스트레스에 의한 경우, 기혈의 부족 등을 각각 변증하여 치료를 진행한다. 만성피로로 오인하기 쉬운 부신피로는 진단도 쉽지 않지만 치료 과정도 단순하지 않다. 환자의 체질 및 장부 상태를 정확히 판단하는 것이 치료의 시작이 될 것이다.

부신피로에는 숙지황, 산수유, 하수오, 지모, 당귀, 황백, 작약, 구기자, 녹용, 용안육, 상심자, 육종용, 시호, 인삼, 황기 등 간과 신장의 기운을 보충하는 약재들을 사용한다. 대표적인 처방은 사물탕(四物湯), 육미지황탕(六味地黃湯), 지백지황환(知栢地黃丸), 자음강화탕(滋陰降火湯) 등이 있는데, 상부의 열을 가라앉히고 하부의 냉한 기운은 따뜻하게 덥히는 치료를 한다.

 여기서 잠깐 !

지속되는 미열로 진단을 받았지만 정상으로 판명되는 경우

지속되는 미열로 병원을 찾아 이런저런 진단을 받았지만 아무런 질환을 발견하지 못해 정상이라고 진단을 받는 경우를 가끔 보게 된다. 환자는 분명 불편한데도 그 해답을 얻지 못해 힘들어한다. 환절기에 몸살, 감기 등을 앓고 회복된 후 3~4주 이상 미열이 지속되고 있지만 구체적인 원인을 찾지 못하는 경우가 이에 해당된다. 또한 심한 스트레스가 반복되는 상태에서 감기, 몸살 등을 앓고 회복되는 과정을 수차례 반복하는 경우도 이에 해당된다.

이외에도 많은 이유로 미열이 지속될 수 있다. 부신에서 스트레스 호르몬을 분비하고 대사하는 과정이 원활하지 못할 경우 미열이 지속적으로 발생할 수 있다. 심각하거나 지속적인 스트레스를 받거나 힘든 일상으로 심신이 지친 상황에 이르면 부신은 호르몬을 제대로 분비하지 못하게 된다. 이러한 과정에서 미열이 장기간 지속될 수 있고 피곤, 안구건조, 신경과민, 잦은 감기, 월경불순, 성기능 저하 등의 증상을 겪을 수 있다. 이와 함께 신장과 부신의 기능이 떨어지고 간 기능도 저하되기 쉽다.

여기서 잠깐!

나이가 60이 넘어가는데, 열이 나네요. 갱년기가 다시 오나요?

나이가 60이 넘어가면서 큰 병을 앓은 후, 감기나 독감을 오래 앓고 난 후, 또는 심한 스트레스를 겪은 후 미열이 지속되는 경우가 가끔 있다. 이러한 증상과 함께 안면홍조, 열감, 땀 증가, 불면증 등이 나타나게 되면 이를 갱년기 증상으로 보기 쉽다. 하지만 이는 40대 후반 폐경과 함께 여성호르몬의 감소로 나타나는 갱년기 증상과 다르다.

40대 후반 이후 다한증, 번조증, 안면홍조, 질 건조증, 관절통 등 갱년기 증상은 여성호르몬의 부족으로 나타나지만, 60대 이후에 나타나는 갱년기 유사 증상은 부신의 기능 저하로 인해 발생하기 쉽다. 부신 기능이 저하되어 부신호르몬의 생성 및 분비가 원활하지 않고 면역력이 저하되면서 여러 증상들이 나타나게 된다. 이를 갱년기 증상으로 오인하여 여성호르몬을 투여하면 면역력이 떨어지면서 오히려 암이 발생할 가능성이 높아진다. 여성호르몬제 투여에 대해 조심해야 할 필요가 있으며, 이러한 갱년기 유사 증상에 대해서는 신중한 진단 및 치료가 요구된다.

한방에서는 이러한 증상에 부신의 기능을 강화하는 치료를 하는데, 사물탕(四物湯), 팔물탕(八物湯), 자음건비탕(滋陰健脾湯), 대영전(大營煎), 좌기음(左歸飮) 등의 처방을 사용한다. 신장의 기운과 호르몬의 기능을 보충하는 지골피, 지모, 황백, 숙지황, 황기, 산약, 산수유, 구기자, 복분자 등의 한약재를 처방하여 치료한다.

• 갑상선과 자궁(여성호르몬)

　뇌하수체를 축으로 여성호르몬과 갑상선호르몬은 서로 연결되어 분비되기 때문에, 여성호르몬의 분비 이상은 갑상선 질환이 발생할 가능성을 높인다. 최근 연구에 따르면 갑상선 세포는 여성호르몬에 대한 수용체가 있어 여성호르몬 생성을 위한 각 단계별 단백질 발현의 조절에 관여한다고 한다. 이는 여성호르몬이 갑상선 세포에서 직접적으로 조절되고 여성호르몬으로 갑상선 수용체가 자극될 수 있다는 것을 의미한다.

　여성호르몬의 농도는 생리주기에 따라 바뀌고 임신과 분만, 폐경 등의 상태에서 급격하게 변하기 때문에, 여성은 남성보다 높은 비율로 갑상선 질환이 생길 가능성이 있다. 실제로 20~50대 가임기 여성들에서 갑상선기능저하증이나 갑상선기능항진증이 많이 나타나고 있다.

　그렇다면 갑상선 질환의 치료는 어떻게 해야 하는가?

　반복되는 월경, 임신 및 출산을 겪으면서 나타나는 여성호르몬의 변화는 여성질환뿐만 아니라 갑상선의 기능 이상도 초래할 수 있다. 따라서 갑상선호르몬과 여성호르몬의 균형적인 분비를 유도하는 치료가 진행되어야 한다. 이는 호르몬의 불균형으로 비롯된 체내 장부의 부조화를 다시 정상으로 바꿔 건강한 육체로 회복시키기 위해서이다. 또한 환자의 상태에 적합한 음식 및 운동 조절은 효과적이고, 필요시 심리안정 치료를 받는 것도 도움이 된다.

에스트로겐의 역할

에스트로겐은 여성호르몬으로 우리 몸의 항상성을 유지하는 데 중요한 역할을 하고 뇌에도 영향을 미친다. 뇌에는 에스트로겐 수용체가 존재하여 에스트로겐은 뉴론의 성장과 생성을 촉진하고 활성산소를 제거하는 역할을 한다. 이러한 기능으로 에스트로겐은 기억력을 보존하는 데 도움을 주기 때문에, 난소 혹은 자궁 제거술을 받은 경우 기억력이 떨어진다고 호소하기도 한다. 또한 뇌세포가 사멸할 때 발생하는 독성 단백질인 베타아밀로이드(beta-amyloid)로부터 뇌를 보호한다는 연구 결과도 있다. 이처럼 뇌에 중요한 역할을 하고 여성호르몬으로서 갑상선호르몬의 생성과 밀접한 연관이 있으므로, 에스트로겐의 부족은 여러 문제를 야기할 수 있다.

체내에 에스트로겐이 부족할 경우 인공적으로 합성된 호르몬제를 복용하면 체내 면역체계를 교란시킬 수 있어 여러 질병에 노출될 수 있다. 이러한 부작용이 걱정이라면 한약재를 통한 천연 호르몬의 보충이 해결책이 될 수 있다. 갈근, 승마, 당귀, 천궁 등의 한약재에는 에스트로겐 성분이 충분히 함유되어 있으므로, 이들을 통해 충분히 대체할 수 있다.

• 갑상선과 우울증

갑상선호르몬은 심장박동에 영향을 미쳐 갑상선호르몬이 과다 분비되면 심장이 빨리 뛴다. 이는 마음을 불안하게 하고 우울증, 조울증, 불안증, 공황장애 등과 같은 정신질환을 일으킬 수 있다. 또한 갑상선호르몬은 뇌의 세로토닌 분비에도 영향을 미친다. 세로토닌은 위장관, 혈소판, 중추신경계 등에 존재하는 물질로 행복과 관련된 감정을 느끼게 한다. 따라서 갑상선 질환으로 세로토닌의 분비에 나쁜 영향을 주게 되면 우울증과 같은 심리적인 불안 증세를 겪을 수 있다.

갑상선은 마음과 연관되어 있어 갑상선 질환은 심리적인 안정성에 많은 영향을 주고 심한 경우 정신질환으로 연결되기도 한다. 갑상선 질환이 있는 상태에서 정신적인 불안감으로 정신과 치료를 추가로 받는 경우가 많다.

따라서 갑상선 질환으로 발생하는 정신질환은 갑상선이 회복되면서 함께 좋아질 수 있다. 또한 갑상선호르몬제를 투여하면 항우울제의 약효가 증가한다는 연구 결과도 있다.

갑상선 질환으로 우울증, 공황장애, 불면증 등이 함께 있다면 갑상선호르몬의 균형적인 분비를 돕는 한방치료와 함께 심장의 기능을 보하는 치료가 필요하다. 이러한 치료에는 백복신, 산조인, 용안육, 원지, 석창포, 대추, 연자육 등의 약재를 주로 사용한다. 많은 환자들의 경우 갑상선 질환에 정신적인 문제가 동반되어 있는데, 이러한 한방치료를 통해 갑상선 질환뿐만 아니라 심리적인 불안 및 정신적인 문제도 치료한 사례가 많다.

• 갑상선과 불면증

갑상선호르몬이 과도하거나 부족하게 분비되면 심장과 간이 많은 부담을 받아 안면홍조, 열감 등을 느끼게 된다. 이와 함께 불안감, 우울증 등이 나타나고 불면증도 발생한다. 이는 자율신경이 지나치게 항진되어 발생하는 것이므로 이완을 유도하는 치료가 많은 도움이 된다. 한방치료에서는 안신(安神, 신경안정) 작용이 있는 약재와 함께 침과 뜸을 사용하는데, 많은 효과가 있다. 또한 한방 향기요법으로 마음을 이완시키고 화(火)를 줄이는 치료를 하기도 한다.

갑상선 환자들 중에는 불면증을 해결하기 위해 일부러 피로감을 느껴 숙면을 취할 생각으로 지나친 운동을 하는 경우가 많다. 과도한 운동은 오히려 갑상선 치료에 해가 되며, 특히 갑상선 질환에 따른 불면증에는 아무런 도움이 되지 않는다. 산책, 스트레칭 등 가벼운 운동이 불면증 해소 및 갑상선 치료에 도움이 된다.

또한 갑상선암 수술 후 암에 대한 공포심으로 불면증에 시달리는 경우도 있다. 주로 나이가 많은 50대 이후 환자에서 많이 발생되는데, 갑상선암 수술 후 죽음에 대한 공포심으로 불안감이 심장박동에 악영향을 미쳐 잠을 잘 자지 못해 생기는 것이다.

불면증은 멜라토닌의 생성을 늘려 해결할 수 있다. 뇌의 송과선에서 멜라토닌이 생성되는 과정에서 트립토판이 세로토닌으로 전환되는데, 트립토판은 인체 내에서 생성되지 않고 음식을 통해 흡수된다. 따라서 두부, 호박씨,

아몬드, 호두 등 트립토판이 많이 포함된 음식을 섭취하면 세로토닌 분비가 원활해질 수 있다. 이는 심리적인 안정에 도움을 주고 불면증 해소에 효과적이다. 또한 낮 시간의 햇빛은 멜라토닌 생성에 도움을 주므로 낮에 충분한 활동을 하여 햇빛에 노출되는 것도 필요하다.

불면증에 도움이 되는 약재로는 산조인, 대추, 용안육, 치자, 원지, 맥문동 등이 있다. 하지만 이들을 단독으로 쓸 때는 효과가 없으며, 한방 처방으로 여러 약재를 함께 사용해야 약재 본연의 효과를 볼 수 있다.

• 갑상선과 스트레스

갑상선 질환의 시작은 많은 경우 면역력 저하에서 비롯된다고 말할 수 있다. 면역력이 오랜 기간 저하되면서 갑상선에 만성적인 염증질환이 발생하여 시작되는 것이다. 이는 자가면역질환으로 스트레스를 주요 발생 원인으로 보고 있다.

일반적으로 스트레스를 받게 되면 처음에는 면역계가 활성화되어 많은 면역물질들이 분비되면서 교감신경계가 활성화되고 스트레스를 대비하게 된다. 하지만 스트레스가 지속되면 교감신경계는 면역을 억제하는 활동을 하여 면역계의 교란으로 자가면역질환이 생길 수 있다. 따라서 갑상선의 기능이 저하되고, 이와 함께 성호르몬의 분비가 줄고 부신 기능이 저하되며 피로해지기 쉽다.

스트레스와 자가면역질환의 관계를 정확히 살펴본다면 갑상선 질환의 치료는 효과적으로 접근할 수 있다. 스트레스를 안정시키는 약재에는 시호, 치자, 황련, 사삼, 죽여, 백출, 복령, 지모, 황백 등이 있다. 또한 면역력 회복을 위해 장내 유익균의 기능을 활성화하는 치료는 갑상선의 치료에 많은 효과가 있으므로, 장내 면역력을 높여주는 한방 처방이 갑상선 질환의 치료에서 중요한 치료전략이 될 것이다.

4

얼굴에서
보는
갑상선 질환

갑상선 질환이 발생하는 원인을 찾는 방법은 다양하다. 여기서 주로 말하고자 하는 내용은 갑상선만을 보고 진단하는 것이 아니라 갑상선에 문제가 생기게 된 근본적인 원인을 신체 각 장부(臟腑)에서 찾는 것이다. 실제로 각 장부의 문제로 인해 갑상선에 이상이 생기기 때문이다.

갑상선 질환은 단지 하나의 장부에서만 이상이 생겨 발생하지 않기 때문에 몸 전체 장부를 살펴보면서 갑상선 질환이 생긴 원인을 찾아야 한다. 또한 유전적 원인, 생활 환경적 문제 등으로 나타나는 여러 장부들의 부조화로 갑상선 질환이 생기므로 이를 정확히 진단하는 방법이 필요하다.

일반적으로 맥을 짚어 진단하고 복부를 눌러 진단한다. 그리고 환자에게 증상을 묻고 듣는 진단이 이루어진다. 이러한 진단들을 종합적으로 판단하여 갑상선 질환을 찾아낸다. 이와 함께 얼굴의 형상을 보고 질환을 판단하는 형상진단을 통하여 보다 정확한 진단을 할 수 있다.

여기서는 각 장부와 갑상선이 연관되어 얼굴 형상에서 어떻게 나타나는지 설명하고자 한다.

• 갑상선과 심장이 안 좋은 경우

심장이 좋지 않아 갑상선 질환이 생기는 경우는 얼굴이 전체적으로 붓고 얼굴의 말초혈관 확장을 확인할 수 있다. 혀의 끝이 붉고 손바닥에서 검붉은 빛을 보이는 경우가 많다. 또한 눈동자 안쪽이 붉게 충혈되거나 노란 빛이 생기기도 하고, 입술은 경계선이 명확한 편이지만 푸르스름한 색을 띠는 경우가 많다.

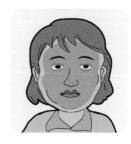

갑상선과 심장은 서로 연관성이 많아, 심장이 나쁘면서 갑상선이 나빠지는 경우와 갑상선이 나쁘면서 심장이 나빠지는 경우가 있다.

• 갑상선과 폐가 안 좋은 경우

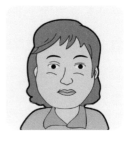

폐가 좋지 않아 갑상선 질환이 생기는 경우는 얼굴 색깔이 전체적으로 하얗게 되거나 검푸르게 되기도 한다. 또한 얼굴이 전체적으로 부어 있는 것처럼 보이기도 하고, 입술도 보라색을 띠며 부어 있는 경우가 있다. 혀에 붉은 반점이 보이기도 하고, 혀끝이 붉어지는 경우도 있다. 아울러 혀가 검푸른 색을 띠기도 하고 두터워지고 커지기도 한다. 심지어 혀가 눌려 톱니바퀴 같이 눌린 자국이 생기는 치흔(齒痕)이 나타나기도 한다.

• 갑상선과 간이 안 좋은 경우

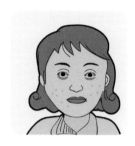

　간이 좋지 않아 갑상선 질환이 생기는 경우는 얼굴이 전체적으로 검고 얼굴에 기미나 잡티가 많이 끼어 있다. 또한 눈 밑에 다크서클이 진하게 생기며, 손바닥에 검붉은 얼룩이 많이 보이고 손끝이 검은 경우도 많다. 손톱이 얇아지고 세로줄이 생기기도 하며, 손톱의 색이 희끄무레하게 변하기도 한다. 등과 복부에 검거나 붉은 반점들이 생기는 경우도 있다. 아울러 눈동자 바깥 부분이 충혈되기도 한다. 얼굴에 기름기가 많이 끼기도 하지만, 만성이 되면 더 건조한 느낌이 들게 한다.

• 갑상선과 대장이 안 좋은 경우

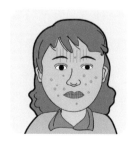

　대장이 좋지 않아 갑상선 질환이 생기는 경우는 얼굴 혈색이 전체적으로 누런색을 띤다. 얼굴이 염증성으로 붉어지기도 하고, 염증이 없는 경우에는 영양이 부족하여 나타나는 빈혈성으로 누런빛을 띤다. 또한 입술이 갈라지기도 하며, 화장이 잘 먹지 않고 모공이 넓어지며 각질도 눈에 띄게 생긴다.

• 갑상선과 신장이 안 좋은 경우

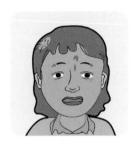

　신장이 좋지 않아 갑상선이 나빠지는 경우는 혈색이 바뀌는데, 전체적으로 검게 바뀌거나 희게 바뀌기도 한다. 따라서 개인별 특성을 보고 전체적으로 확인해야 한다. 혈색의 변화로 신장의 이상을 살펴보고, 이와 함께 갑상선 질환도 살피는 것이다. 이 경우 간이 좋지 않아 얼굴에 검은 얼룩이 생기는 경우와 구별해야 한다. 피부가 건조해지고, 모발이 얇아지거나 거칠어지며 윤기가 사라지기도 한다. 또한 탈모가 생기는 경우가 많고 눈썹도 빠지는 경우도 있는데, 심지어 눈썹의 바깥쪽 1/3이 빠지기도 한다.

• 갑상선과 성호르몬이 안 좋은 경우

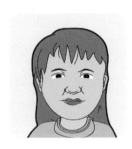

　성호르몬의 생성 및 분비 과정이 좋지 않아 갑상선에 이상이 생기는 경우가 있다. 사실 우리 몸의 전체 호르몬은 서로 연관되어 어떤 호르몬이라도 문제가 생기면 다른 호르몬의 생성 및 분비에 영향을 미치게 된다. 이처럼 성호르몬의 문제로 갑상선 질환이 생기는 경우는 눈 주변이나 코 주변의 안색이 나쁘거나 많이 붓는다.

그 결과 성욕부진과 성기능 저하를 호소하면서 갑상선 질환의 증상들이 나타난다. 여성은 질염, 성교통, 생리통, 월경전증후군 등을 호소하고 남성은 발기부전, 성기능 저하 등을 호소하기도 한다.

점액수종으로 생기는 얼굴의 변화

많은 원인에 의해 몸이 부을 수 있는데, 갑상선의 기능이 좋지 않을 때 몸이 붓는 경우를 점액수종(myxedema)이라 한다. 점액수종은 중증의 갑상선기능저하증으로, 피부 아래층의 진피 속에 점액이 쌓이면서 피부가 붓는 경우이다. 갑상선호르몬은 점다당질을 분해하는 기능을 갖고 있다. 그런데 갑상선호르몬이 부족하면 점다당질을 분해하는 기능이 떨어지면서 진피에 점다당질이 쌓이게 된다. 이때 삼투압의 작용으로 점다당질이 물을 끌어들여 부종이 생긴다.

점액수종에서는 얼굴이나 손발이 붓는 증상이 많이 생기고 성대도 부어 쉰 목소리가 나기도 한다. 얼굴에서는 눈 주위가 많이 부어 무표정으로 무관심해 보이기도 하고 화가 나 보이기도 한다. 심한 경우 몸 전체에 부종이 생기기도 하고 심장이 비대해지면서 심장에 부담을 주기도 한다.

갑상선 형상진단 치료가 필요한 이유는 무엇인가?

갑상선 질환은 우리 몸의 장부가 약해 몸 전체의 조화가 무너지면서 나타난다. 이렇듯 갑상선 질환의 근본적인 원인인 장부의 약함은 유전적인 이유에서 찾을 수 있고, 과중한 업무, 지나친 육체활동 등 사회적인 압박감이 지속되면서 스트레스에서 벗어나지 못하는 삶에서도 찾을 수 있다. 이러한 환경적인 이유로도 갑상선 질환이 발생할 수 있으므로 이를 해결할 수 있는 현명한 생활 패턴을 찾아야 할 것이다.

약해진 장부로 인해 나타나는 얼굴의 형상은 설사 그 정도가 약하더라도 읽을 수 있기 때문에 발병 초기의 질환을 진단할 때 효과적인 방법이 된다. 따라서 불현성 갑상선 질환의 경우에 얼굴 형상진단은 상당히 효과적이다. 또한 갑상선 질환을 유발한 원인을 제대로 파악할 수 있는 방법이 되기 때문에 갑상선 질환의 진단 및 치료에 많은 장점을 보여준다.

하지만 여기서 주목하는 갑상선 질환은 단지 한 장부의 문제로만 나타나지 않는다. 보통 2~3개 이상의 장부에 문제가 생기면서 갑상선 질환이 발생하기 때문에, 복합적으로 나타나는 얼굴 형상을 파악하기 위해 보다 경험적이고 전문적인 지식이 필요하다. 갑상선 질환은 간, 심장과 대장의 기능이 떨어지거나 간, 신장과 폐의 기능이 떨어지면서 나타나기도 한다. 또한 폐, 대장, 성호르몬 분비 등에 문제가 있어 나타나기도 한다. 이렇듯 여러 장부에 문제가 생기는 것은 하나의 장부가 다른 장부에 영향을 미치면서 도미노 현상처럼 우리의 몸이 나빠지기 때문이다.

갑상선 질환은 단순히 갑상선에 문제가 바로 생기면서 발생하지 않고 여러 원인에 의해 몸 전체에 걸쳐 있는 장부들의 이상으로 나타난다. 따라서 갑상선 질환을 치료하기 위해서는 그 원인이 되는 장부들을 찾아 치료해야 한다. 이는 갑상선 질환이 더 이상 재발하지 않는 확실한 방안이 될 것이다. 이에 앞서 갑상선 질환을 일으킨 원인이 되는 장부들을 제대로 진단하는 얼굴 형상진단이 반드시 필요하다.

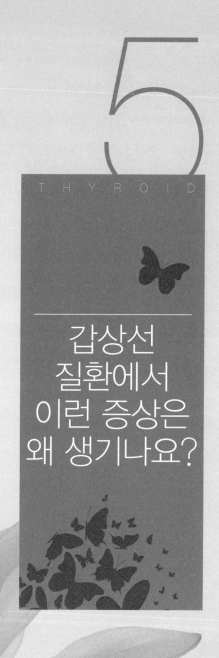

5

갑상선
질환에서
이런 증상은
왜 생기나요?

갑상선 질환으로 생기는 이해할 수 없는 여러 증상들은 개인별로 다양하게 나타날 수 있다. 이에 대해 많은 갑상선 환자들이 궁금해하지만 쉽게 해결되지 않고 심한 경우 갑상선 질환과 별개의 증상으로 오인되기도 한다. 다음은 많은 갑상선 환자들로부터 받는 질문으로 갑상선 질환으로 인해 나타나는 증상들이다. 이들은 갑상선과 관련된 문제이므로 반드시 갑상선을 치료해야 해결될 수 있다.

• 화장이 안 받고 들떠요

갑상선기능저하증이 있는 경우 얼굴색이 전반적으로 창백한데, 이는 혈액 순환 기능이 저하되어 혈관이 수축되면서 나타나는 현상이다. 이와 함께 빈혈이 있는 경우에 안색은 더욱 창백해 보인다. 또한 갑상선기능저하증이 오래되면서 피부색이 노랗게 변하는 경우도 많은데, 주로 손바닥, 발바닥, 입 주변과 팔자주름 부위에 현저히 나타난다. 이러한 증상은 갑상선기능저하증으로 카로틴이 비타민 A로 전환되는 대사 과정에 이상이 생기면서 카로틴 농도가 증가하여 나타나는 것이다.

이처럼 얼굴색이 나빠지면서 얼굴이 전반적으로 생기가 떨어지고 푸석해지기도 한다. 따라서 화장이 잘 받지 않고 들뜨게 된다. 또한 갑상선기능저하증으로 신지로이드를 고용량으로 복용하는 경우에는 대사가 촉진되면서 여드름이 생기기도 하고, 이외에 다양한 피부 트러블이 생기기도 한다.

갑상선기능항진증에서는 저하증과 달리 지나친 체내 대사로 인해 얼굴에서 피지 분비가 많아지고 염증도 많이 생긴다. 화농성 여드름이 발생하기도 하고 등 부위에 피부염이 생기기도 한다. 이러한 피부 관련 증상은 보기엔 단순하지만 환자 입장에서는 스트레스가 되고 심지어 큰 고통으로 다가올 수 있다. 또한 피부만을 보고 치료를 할 경우 재발하는 경우가 많으므로, 이의 원인이 되는 갑상선 치료를 함께 진행해야 할 것이다.

• 살이 쪄요

갑상선기능저하증으로 갑자기 체중이 느는 경우가 많다. 이와 달리 갑상선기능항진증에서는 초기에 살이 빠지다가 갑상선기능항진증이 좋아지면서 다시 체중이 늘기도 한다. 또한 갑상선암 수술 후 체중이 증가하기도 한다.

갑상선 이상으로 체중이 증가하는 원인은 갑상선호르몬의 분비 저하에 있다. 갑상선호르몬은 탄수화물과 지방의 대사를 촉진하는 역할을 하여 음식물 섭취 후 체내에서 당 분해 및 지방 대사에 관여한다. 갑상선호르몬이 증가하면 지질이 지방조직으로 빨리 분해되어 체내 지방산이 증가하고 콜레스테롤, 인지질과 트리글리세라이드의 농도가 감소한다. 이로 인해 체중이 저하된다. 하지만 갑상선호르몬이 부족하면 반대의 과정이 진행되어 체내 대사가 저하되면서 지방조직이 늘어나고 체중이 증가한다.

갑상선기능저하증으로 살이 찌는 경우나 갑상선암 수술 후 동반되는 비만은 치료가 쉽지 않다. 많은 경우 운동으로 살을 빼려고 하지만 어렵다. 하지만 한방치료는 갑상선기능저하증으로 인해 발생하는 비만에 효과적이다. 한약, 침, 뜸 등으로 체내 대사를 원활하게 이끌어 비만 치료에 많은 도움을 주고 치료 결과가 상당히 좋다. 이와 함께 제시되는 맞춤식 음식과 운동요법은 비만 치료에 효과가 크다.

• 생리를 안해요

갑상선호르몬 분비에 이상이 생기면 월경과 관련된 문제가 발생하기 쉽다. 갑상선기능저하증에서는 생리주기가 불규칙해지는 경우가 많고 월경의 양이 많아지거나 생리통을 겪는 경우도 있다. 또한 갑상선기능항진증의 경우에 무월경이 되는 경우가 있다.

갑상선으로도 고통스러운데, 월경에 대한 고민이 함께 있어 환자는 보다 힘들어한다. 생리를 안 하는 것은 갑상선호르몬과 여성호르몬의 균형적인 분비에 문제가 생겨 발생하는 것으로, 이러한 호르몬들의 균형적인 분비를 돕고 자궁 순환을 촉진하는 한방치료가 진행되면 증상이 쉽게 개선될 수 있다. 이처럼 치료에 대한 시각을 조금만 바꿔도 병은 보다 쉽게 치료될 수 있다.

• 대변을 자주 봐요

갑상선기능항진증으로 갑상선호르몬이 과다 분비되면 체내 대사 과정은 미친 듯이 항진된다. 장 운동이 지나치게 증가하고 장의 대사가 평균 이상으로 진행되어 하루에 5회 이상 대변을 보는 경우도 생긴다.

갑상선 이상에 따른 대변의 문제는 장의 기능과 갑상선호르몬의 관계를 보는 치료가 중요하다. 장 기능을 안정시키고 갑상선호르몬 분비가 안정되면 장의 항진된 운동이 회복되어 장의 흡수력도 좋아진다. 발효 한약재는 장의 기능 회복에 효과적이고 장내 면역력을 높여주기 때문에 갑상선의 치료에도 많은 도움이 된다.

• 변비가 생겨요

갑상선호르몬은 식욕을 증가시키고 소화액 분비를 촉진시키며 소화기관계의 운동성을 증가시킨다. 따라서 적당한 갑상선호르몬의 분비는 식욕, 소화, 장 운동 등이 정상적으로 일어나게 한다. 하지만 갑상선호르몬이 지나치게 분비되면 장 운동이 항진되어 설사가 종종 일어나고, 갑상선호르몬의 분비가 저하되어 대사 속도가 느려지면 장 운동이 느려져 변비가 생긴다.

갑상선호르몬 중에서 비활성 호르몬인 T4는 장내 균에 의해 T3로 바뀌어 활성화되는데, 장이 건강하지 못해 소화 기능이 떨어지면 T3로의 변환이 저하된다. 그 결과 갑상선호르몬이 부족해지면서 갑상선의 기능이 저하되고 기력도 떨어진다. 즉 갑상선호르몬이 적으면 장의 기능이 떨어지고 장의 기능이 떨어지면 흡수되는 갑상선호르몬이 적어지는 악순환이 반복된다.

갑상선 한방치료에서는 장내 환경 개선이 갑상선의 치료에 효과적이기 때문에 이를 중요하게 여긴다. 이에 장내 환경 개선을 위해 발효 한약재를 쓰는데, 오랜 기간 발효 과정을 거친 한약재들로 구성된다. 발효 한약재를 이용하여 갑상선을 치료하면 장의 기능 회복과 함께 장내 면역력 증진으로 갑상선 치료에 상당히 효과적이다.

• 자도 자도 피곤해요

늘 피곤을 느끼는 것은 갑상선호르몬의 분비 이상으로 대사 과정이 비정상적으로 바뀌어 발생하는 것으로, 아무리 잠을 많이 자거나 쉬어도 항상 처지는 느낌을 받게 된다. 심지어 우울증을 호소하면서 정신과 치료와 함께 신경안정제를 복용하는 경우도 있다. 이러한 피곤을 치료하기 위해 많은 사람들이 홍삼 제품이나 영양제를 먼저 찾지만, 효과는 그다지 좋지 못하고 여전히 피곤함을 느끼며 힘들어한다.

갑상선호르몬의 문제로 발생하는 피곤은 갑상선호르몬의 수치만을 정상화하는 치료를 해서는 근원적으로 치료가 되지 않아 피곤 증상이 다시 나타날 수 있다. 이에 장의 흡수력을 높이고 간 기능을 개선하는 치료와 함께, 부신 기능을 개선하고 여성호르몬과 남성호르몬의 균형적인 분비를 유도하는 치료를 진행해야 한다. 이러한 한방치료를 통해 갑상선은 회복될 수 있고 피곤은 근원적으로 치료될 수 있다.

특히 갑상선 질환이 있는 상태에서 홍삼 제품을 복용하는 것은 조심해야 한다. 갑상선기능저하증으로 신지로이드를 복용하게 되면 심장 기능이 항진될 수 있다. 이러한 상태에서 홍삼은 심장에 부담을 주기 때문에 갑상선 증상이 악화될 수 있다. 또한 갑상선기능항진증에서 홍삼은 심장박동을 정상보다 빨라지게 하므로 오히려 해가 되기 쉽다.

• 자꾸 부어요

갑상선기능저하증으로 식욕이 줄지만 오히려 체중이 증가하는 경우를 많이 보게 되는데, 이는 갑상선호르몬이 탄수화물, 지방 등의 대사 과정에 관여하기 때문이다. 갑상선호르몬이 감소하면 혈장 내 콜레스테롤, 인지질과 트리글리세라이드의 농도가 크게 증가하여 간에 지방이 쌓일 수 있다. 갑상선기능저하증이 오래되면 동맥경화증이 생길 가능성이 높아진다.

또한 갑상선호르몬은 소화기관의 흡수율을 조절한다. 갑상선호르몬의 분비가 저하되면 체내 대사율이 떨어져 체중이 증가하면서 몸의 순환부전으로 나타나고 소화기관의 흡수율이 저하된다. 이에 체내에 수분 축적이 나타나고, 결국 부종이 생긴다. 그리고 장 운동이 감소하고 변비가 쉽게 생기며, 심한 경우 복수가 차기도 한다. 환자들은 자고 일어나면 얼굴이 붓는데 오후가 되어도 부종이 빠지지 않는다고 하고 손이 부어 잘 쥐어지지도 않는다고 호소하기도 한다.

이렇게 자꾸 붓는 증상은 갑상선을 치료하면서 많이 좋아지며, 체내 순환을 돕고 장의 기능을 활성화하는 치료를 함께 진행한다. 한방치료는 환자의 증상만을 보지 않고 몸 전체를 보고 발병 원인을 파악하여 치료하기 때문에 치료 효과가 상당히 높다.

• 얼굴이 까매져요

"갑상선기능항진증이면 얼굴이 까매지나요?" 이러한 질문을 가끔 받는데, 실제로 갑상선기능항진증으로 얼굴이 검게 변하는 경우를 보게 된다. 마치 햇볕에 얼굴이 탄 것 같이 보여 왜 이러한 증상이 생기는지 궁금해한다.

그러면 갑상선기능항진증으로 얼굴에 색소 침착이 심하게 일어나 얼굴이 검게 되는 이유는 무엇일까? 갑상선기능항진증이 생기면 멜라닌 자극 호르몬의 분비가 증가하여 멜라닌 색소가 체내에 많이 분비된다. 멜라닌 색소가 얼굴에 많이 침착되면 얼굴이 검게 변하기 쉽다. 그러면 치료 후 원상태로 돌아올 수 있을까? 일반적으로 갑상선기능항진증을 치료하면 얼굴색이 점차 원래 색으로 돌아온다. 하지만 이러한 증상을 얼굴의 색소 침착 증상으로 판단하여 피부질환으로 오인하는 사례도 있다. 이는 갑상선기능항진증에 의해 나타나는 증상이므로 갑상선을 치료하면 충분히 좋아진다.

• 피부가 군데군데 하얘져요

갑상선기능저하증 환자들 중 피부가 군데군데 하얗게 되는 증상이 있는 것을 보게 된다. 이는 갑상선호르몬의 분비 저하로 인해 나타나는 저색소증으로, 피부가 부분적으로 하얗게 변하는 것이다. 이러한 증상이 특히 얼굴 부위에 나타날 경우 화장으로 가리려고 해도 쉽지 않아 외모적인 스트레스를 받기 쉽다.

이렇게 저색소증이 나타나는 이유는 갑상선기능저하증으로 간에서 호르몬을 생성하는 기능이 저하되면서 멜라닌 관련 물질이 제대로 만들어지지 못하기 때문이다. 하지만 갑상선과 간을 같이 치료하게 되면 간의 기능이 회복되면서 피부가 다시 좋아질 수 있다. 간과 피부를 순환시키는 한약과 해당 부위에 뜸, 사혈, 약침요법으로 치료한다.

• 자꾸 열이 나요(미열이 나요)

갑상선 질환으로 미열이 나는 경우가 많은데, 이는 여러 원인에 의해 발생한다.

갑상선기능항진증의 경우 과도한 대사 과정으로 열이 많이 나며, 한겨울에도 더위를 느끼기도 하고 여름철에는 더위를 참지 못해 몹시 힘들어한다. 이렇듯 외부의 온도 상승에 대해 비정상적으로 불편함을 느끼고 더위를 참지 못하는 증상을 열불내성이라 하는데, 이는 천천히 나타나면서 장기간 지속된다. 이러한 열불내성은 갑상선기능항진증에서 나타나기 쉬운 증상이다.

갑상선기능저하증에서는 부신 기능이 저하되는 경우가 많으며, 이때 미열이 나타나기 쉽다. 그리고 갑상선암 수술 후 주로 신지로이드를 복용하는데, 암의 재발을 막기 위해 신지로이드의 용량을 높여서 쓰기 때문에 몸에서 열이 나는 증상이 발생할 수 있다.

한편 갑상선 질환으로 약을 복용하여 갑상선호르몬 수치는 정상으로 유지되지만 열이 나는 경우가 있다. 그러나 열이 나는 원인을 찾지 못하고 정상으로 진단하는 경우가 많아 환자는 불편함을 감내하면서 지내게 된다. 이렇게 미열이 생기는 것은 뇌하수체를 축으로 하는 갑상선호르몬, 부신호르몬, 여성호르몬 등이 균형적으로 분비되지 않아 호르몬 체계가 깨지면서 발생한다. 따라서 호르몬들이 균형적으로 분비되도록 하는 치료를 하면 미열이 지속적으로 발생하는 증상이 해결되고 늘 힘들게 했던 열감에서 벗어날 수 있다.

• 운동을 조금만 해도 피곤해요

갑상선 질환으로 체내 대사 체계가 불안정해지면 잠시 움직이는 것으로도 피곤을 느껴 운동이 너무 힘든 일이 된다. 하지만 갑상선 환자들 중에는 피곤이 느껴지면 운동으로 이를 풀어내려고 하는 경우가 많다. 이는 마치 입력 없이 출력만을 높이려는 행동과 같아, 처음에는 운동으로 혈액순환이 다소 이뤄져 몸이 덜 피곤해지는 것 같지만 결국에는 더 피곤을 느끼고 어지러움, 우울증 등이 생길 수 있다. 심지어 이명 증상을 호소하며 괴로워하기도 한다.

이는 갑상선암 수술 후에도 똑같이 적용된다. 갑상선암 수술 이후 근육통, 피곤 등을 느끼면 병원에서는 주로 운동을 권유하기도 하고, 환자도 운동을 통해 자신의 증상들이 좋아질 것으로 생각하여 열심히 한다. 하지만 과도한 운동은 결국 자신의 증상을 악화시킬 뿐이다.

갑상선기능저하증이나 갑상선기능항진증의 경우 초기에는 수면 시간을 충분히 늘리고 휴식을 적절히 취해야 한다. 이후 점차 갑상선의 기능이 다소 회복되면 그때부터 서서히 운동량을 늘리는 것이 좋다.

또한 갑상선암 수술 이후에는 부갑상선호르몬의 분비가 초기에 원활하지 않기 때문에 칼슘 대사가 불안정해질 수 있고 갑상선 주변 임파절의 순환에도 문제가 발생할 수 있다. 이와 함께 여성호르몬을 비롯한 여러 호르몬의 분비가 원활히 이루어지지 않아 더욱 피곤해지거나 근육통 등이 생길 수 있다. 갑상선암 수술 이후 체내 호르몬 및 면역체계는 상당히 저하된 상태에 이르는데, 이때는 마치 여성이 아이를 출산한 후 몸을 더욱 살피고 보양하는 것처럼 운동도 가볍게 진행해야 한다. 따라서 초기에는 가벼운 산책 정도에서 만족하면서 갑상선을 치료하는 것이 좋다.

● 자꾸 머리카락이 빠지고 얇아지며 옆머리가 빠져요

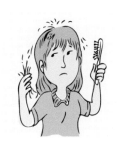

탈모는 유전적인 원인으로 많이 생기나, 스트레스, 호르몬 분비 등의 문제로도 많이 발생한다. 정수리 및 앞머리 부분의 탈모는 남성호르몬에 의해 생기기 쉽고, 원형 탈모는 스트레스와 간의 열 상승에 의해 생기는 경우가 많다. 이와 달리 갑상선 호르몬의 문제로 생기는 탈모는 정수리나 앞머리 부분이 빠지기도 하지만 주로 옆머리 부분이 빠진다.

갑상선호르몬의 분비에 이상이 생기면 정수리 및 옆머리 쪽 모발이 가늘어지거나 빠지기 쉽다. 이는 갑상선호르몬이 영향을 주는 경락이 측두부(옆머리) 쪽으로 흘러가기 때문이다. 또한 갑상선은 감정과 관련이 있어 스트레스가 지속된다면 가장 먼저 갑상선에 나쁜 영향을 미치고, 그 결과 탈모가 진행될 수 있다. 보통 겸연쩍어하거나 감정적으로 문제가 생기면 옆머리를 긁적거리는데, 이러한 점에서 갑상선 및 감정과 관련된 옆머리 부분의 탈모에 대해 생각해볼 수 있다.

갑상선 질환에 동반된 탈모에서는 갑상선호르몬의 분비를 정상화하는 치료가 우선적으로 이루어져야 한다. 이와 함께 간과 신장의 기능을 회복시키는 치료와 모발의 성장에 도움이 되는 약침 치료를 통해 모발은 정상적으로 회복될 수 있다.

• 자꾸 우울해지고 잠이 안와요

갑상선은 감정과 연결된 기관이므로 갑상선호르몬의 분비가 정상적이지 않으면 심리적으로 불안정해진다. 기분이 처지고 우울증이 오기도 하며 불안증, 공황장애 등이 나타나기도 한다. 많은 갑상선 환자들이 질환이 생긴 후 갑자기 무기력해지고 모든 것이 허무하게 느껴진다고 하소연을 늘어놓으며 힘들어한다.

우울증, 공황장애 등으로 정신과 치료제를 오래 복용하면서 이에 의존하는 경우가 많은데, 이러한 환자들의 갑상선 수치를 검사해보면 정상 범위 밖에 있는 경우가 종종 있다. 신기하게도 이들 환자는 갑상선이 치료되면서 이러한 정신과 증상들이 같이 호전되는 경우가 많다.

우울증으로 인해 밤이 되면 더욱 불안해지고 잠을 이루지 못하기도 하는데, 이 경우 수면 호르몬인 멜라토닌이 잘 분비되도록 두부, 호박씨, 아몬드, 호두 등 트립토판이 함유된 음식을 섭취하면 도움이 된다. 또한 낮에 햇빛을 충분히 쬐고 가벼운 운동을 하면 밤에 세로토닌 및 멜라토닌 분비에 도움을 주므로 적극 권장한다.

스트레스로 인해 인체에서 가장 많은 영향을 받는 장기는 간이며, 우울증이 있는 환자들을 검진해보면 간, 신장과 대장의 기능이 함께 저하되어 있다. 우울증의 원인은 뇌의 세로토닌 분비 저하로 보는 경우가 많지만, 한방에서는 갑상선과 부신의 기능 저하와 함께 간, 신장과 대장의 기능 저하도 우울증의 근본적인 원인으로 보고 있다. 최근 연구 결과에 따르면 장에서도 세로토닌이 분비되기 때문에 장의 기능이 좋아지면 세로토닌 분비가 활발해져 우울증이 좋아진다고 한다.

갑상선 질환과 우울증이 있는 경우 갑상선의 기능 회복을 우선적으로 치료하면서 우울증, 불면증 등도 함께 호전되는 경우가 많다. 한방치료는 간, 대장과 신장의 기능을 향상시키고 갑상선호르몬의 분비가 정상적으로 이루어지도록 한다. 또한 마음을 안정시키는 치료도 많은 도움이 된다.

• 피부가 자꾸 가려워요

갑상선기능항진증에는 묘기증이 생기는 경우가 있는데, 이는 피부가 가려워서 그 부위를 긁고 나면 마치 글씨가 써지는 것처럼 자국이 올라오는 증상을 일컫는다. 주로 갑상선기능항진증으로 생기지만 항갑상선제의 부작용에 의해서도 발생한다.

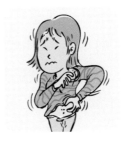

이러한 묘기증에 의해 생긴 자국들은 오랜 기간 없어지지 않고 남기도 한다.

갑상선기능항진증으로 피부의 혈류순환이 증가하여 가려움을 느낄 수 있고, 갑상선항체가 피부를 자극하여 가려움을 유발할 수도 있다. 또한 간 기능이 떨어지면서 가려움증이 나타날 수 있다. 한편 항갑상선제인 메티마졸의 부작용으로 피부 가려움증이 생길 때는 복용량을 줄이거나 안티로이드로 약을 바꿔 해결하기도 한다.

묘기증이나 피부 가려움증은 갑상선 치료와 간 기능을 안정화하고 피부의 순환을 원활하게 하는 치료를 통해 회복될 수 있다. 이러한 한방치료는 단순히 피부만을 보고 치료하지 않고 갑상선과 피부를 연관시키고 간을 함께 보면서 치료하기에 치료 결과가 보다 좋다.

• 출산 후 갑상선 질환의 재발 확률이 높다고 하는데, 한 방으로 치료할 수 있나요? 한약을 복용하면 모유 수유 를 해도 괜찮은가요?

일반적으로 출산 직후 갑상선 질환이 재발할 가능성이 높다고 한다. 이에 대한 정확한 통계 결과는 없지만, 항갑상선제를 복용하여 치료된 후 갑상선기능항진증이 재발할 확률은 60% 정도 된다. 이러한 결과로 미루어 볼 때 출산 후 갑상선 질환의 재발률도 높을 것으로 판단된다.

그리고 항갑상선제를 복용할 경우 일반적으로 모유 수유를 금기하는데, 이는 항갑상선제의 일부가 모유를 통해 태아에 전달될 가능성이 있기 때문이다.

갑상선 한방치료에서는 호르몬제를 직접 사용하지 않고 갑상선이 정상적인 기능을 회복하도록 환자의 몸 전체를 보고 치료를 진행하기 때문에 갑상선 질환의 재발률이 떨어진다. 또한 한약은 항갑상선제와 달리 내성 및 의존성이 거의 없다. 따라서 갑상선 한방치료를 받을 경우 모유 수유에 대해서는 보다 안전한 방안이 될 수 있다.

그리고 한방치료에서는 갑상선만을 치료하지 않고 산모의 자궁수축, 산후조리와 갑상선 기능 회복을 목표로 치료하기 때문에 임신과 출산을 위해 최적화된 치료방안이라 할 수 있다. 또한 산후에 환자가 느끼는 불편한 증상들이 빠르게 개선될 수 있다.

보통 산후 갑상선염으로 인해 양약을 복용하는 경우 25~30%의 환자들이 평생 갑상선호르몬제를 복용한다고 하므로, 재발률이 낮고 많은 장점이 있는 한방치료는 임신과 출산에서 좋은 선택이 될 수 있다.

• 한방치료로 좋아지면 갑상선 질환이 재발하지 않을까요?

갑상선 한방치료에서는 갑상선 질환이 생긴 근본적인 원인을 환자의 장부(臟腑)에서 찾아 진단 및 치료를 하기 때문에 재발할 가능성이 상당히 떨어진다. 그러나 한방치료를 통해 갑상선이 완치되었다 하더라도 면역력 저하, 극도의 스트레스, 과로 등으로 재발할 가능성이 있다 이는 안, 비염, 알레르기 등과 같은 질환들이 완치되더라도 이후에 재발하지 않는다고 확언하지 못하는 것과 동일하다. 하지만 제대로 된 섭생(攝生)을 한다면 재발 가능성은 거의 없게 된다.

그리고 인공적인 호르몬제 치료와 비교해볼 때 한방치료는 면역 및 호르몬 분비 체계를 안정된 상태로 유지하게 도와주므로 재발 가능성이 훨씬 떨어진다. 갑상선 질환은 완치 후에도 정기적인 검진으로 재발 여부를 확인할 필요가 있으며, 설사 재발되었다 하더라도 치료를 통해 보다 빨리 좋아질 수 있다.

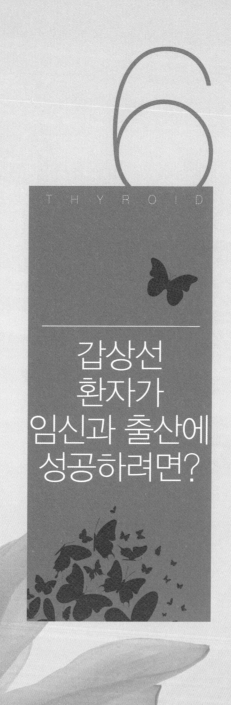

6

THYROID

갑상선
환자가
임신과 출산에
성공하려면?

갑상선 환자가 임신을 준비하고 있다면 가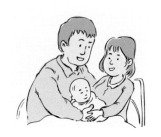
장 걱정이 되는 것은 불임일 것이다. 갑상선기
능저하증이나 항진증이 있는 경우 불임이 될
가능성이 높다. 하지만 치료를 제대로 받은 후
갑상선호르몬 수치가 정상으로 된다면 임신에
대해 크게 걱정할 필요가 없다.

또한 임신과 갑상선의 관계로 볼 때 건강한 임신 및 태아에 대해 많이 생각
하게 된다. 사실 임신 중에는 갑상선호르몬 수치에 변화가 많으므로 갑상선
질환이 나타날 가능성도 있다. 이는 태아의 성장, 뇌 발달 등에 영향을 미칠
수 있기 때문에 갑상선 질환에 대한 진단 및 관리가 중요하다.

• 갑상선 질환으로 불임이 걱정되요

갑상선호르몬은 뇌하수체와 갑상선을 축으로 분비되는 호르몬으로 다른
체내 호르몬들과도 연동된다. 갑상선호르몬이 제대로 분비되지 않으면 여성
호르몬의 분비에도 분명 영향을 미쳐 체내 호르몬 분비 체계의 균형이 깨지고
배란이 잘 되지 않아 불임이 되기 쉽다. 또한 갑상선호르몬이 정상적으로 분비
되지 않으면 여성의 생리주기가 불안정해진다

갑상선기능항진증에서는 생리량이 적어지면서 무월경증을 겪을 수 있으며,
이와 달리 갑상선기능저하증에서는 생리량이 많아질 수도 있다. 한편 남성의

경우 갑상선기능항진증으로 불임이 될 수 있고 성욕 감퇴를 겪을 수 있다. 이와 같이 갑상선 질환으로 갑상선호르몬의 분비가 정상을 벗어나면 불임의 가능성이 높아진다. 따라서 갑상선 질환이 있는 여성들은 임신에 대해 많이 두려워한다. 하지만 치료를 제대로 받아 갑상선 질환이 해소된 후 임신과 출산에 성공하는 사례가 많다.

불임은 원인미상으로 발생하는 경우가 많아 이를 해결하려는 노력에도 불구하고 임신이 쉽지 않을 수 있다. 갑상선 질환으로 불임이 되는 경우 갑상선호르몬의 분비만을 치료한다고 해서 임신이 쉽게 되는 것은 아니다. 일반적으로 갑상선 질환이 있는 경우 다른 장기에도 함께 이상이 있는 경우가 많기 때문이다. 따라서 단순히 갑상선호르몬제를 복용하거나 항갑상선제로 치료한다 해도 임신에 성공하기가 쉽지 않다.

갑상선 질환으로 인해 임신이 잘 되지 않는다면 갑상선에만 집중해 진료하지 말고 몸의 전체 장기를 보면서 각 장기의 문제점들을 종합적으로 확인할 필요가 있다. 이러한 치료방식을 거쳐 갑상선 환자들이 임신에 성공하고 무사히 출산한 사례가 많다.

• 갑상선기능항진증과 임신

임신 중 갑상선호르몬이 증가하면서 갑상선기능항진증이 되는 경우가 있다. 임신 중에는 hCG(human chorionic gonadotropin, 인융모성선자극호르몬)

농도가 증가하는데, 이는 hCG의 구조가 갑상선자극호르몬(TSH)과 유사하기 때문이다. 따라서 갑상선이 hCG를 보고 갑상선호르몬을 더 많이 생성하게 되면서 갑상선기능항진증이 생길 수 있다. 여기서 hCG는 태반에서 생성되어 모체에 분비되는 호르몬으로 성숙 난포에 작용하여 배란과 황체 형성에 필요하고 항체의 퇴화를 막아 항체에서 계속적으로 성호르몬을 생산하도록 하여 임신이 지속될 수 있도록 한다. 또한 여성호르몬인 에스트로겐이 갑상선 수용체를 자극하여 갑상선호르몬의 생성에 영향을 미칠 수 있다. 정상적인 에스트로겐 분비는 갑상선호르몬 분비에 도움이 되지만, 정상적이지 않은 경우 갑상선호르몬 분비에 나쁜 영향을 줄 수 있다.

임신이 진행되는 동안 hCG와 에스트로겐의 분비가 증가하면서 체내 호르몬의 분비가 혼돈에 빠지게 된다. 결국 hCG와 에스트로겐은 모두 갑상선호르몬을 분비시키도록 유도하고 체내 호르몬 체계가 불안정해져 갑상선기능항진증이 생길 수 있다.

임신 중 갑상선기능항진증을 치료하기 위해 항갑상선제를 복용한다면 약물이 태반을 통과할 가능성이 있어 상당한 주의가 필요하다. 약제의 위험성으로 인해 약물 용량을 조절하면서 태아와 관련한 모든 가능성을 확인해야 한다. 하지만 산모의 입장에서는 이러한 위험성을 쉽게 수긍하기가 어려울 것이다.

또한 임신 중 갑상선기능항진증이 있다면 임산부가 겪는 증상들은 더욱 심해질 수 있고 유산의 가능성도 무척 높아진다. 임신 중 갑상선호르몬 이상으로 태아가 잘 자라지 않아 저체중의 아기가 태어날 수도 있고 선천성 기형아가 될 가능성도 있다. 산모의 갑상선호르몬 분비 이상으로 태아가 제대로 성장하지 못할 수 있기 때문이다.

임신 중 갑상선기능항진증은 출산 후 많이 좋아지고 다시 정상으로 회복되지만, 상당수는 갑상선기능항진증으로 남아 있기도 한다. 따라서 아이와 산모 모두를 위해 임신 중 생기는 갑상선 질환에 대해서는 보다 예방적인 치료가 진행되어야 할 것이다.

갑상선기능항진증으로 임신을 준비하는 경우

갑상선기능항진증을 겪고 있는 상태에서 임신을 준비한다면 환자는 갑상선호르몬과 관련된 문제뿐만 아니라 여러 불편한 증상들에 대해 걱정할 것이다. 또한 갑상선기능항진증으로 인한 불규칙한 생리주기로 배란이 불규칙하거나 무배란일 수 있어 불임에 대한 고민이 더욱 커질 것이다.

과거 치료 사례를 보면, 자궁내막증으로 여러 차례 유산을 경험한 30대 후반의 여성이 갑상선기능항진증으로 여러 불편한 증상들을 겪으면서 이를 치료하고자 내원하였다. 또한 임신을 간절히 원하고 있었지만 갑상선기능항진증으로 임신이 힘든 상태였다. 이 여성은 갑상선에 문제가 있었고, 이와 함께 자궁의 문제도 있었다. 물론 갑상선호르몬과 여성호르몬이 균형적으로 분비되도록 치료를 진행하였고, 아울러 자궁을 치료하면서 이와 관련된 증상들도 점차 해결되었다. 이후 결과는 무척 좋았다. 임신에 성공하였고 건강한 사내아이를 출산하였다.

일반적으로 갑상선기능항진증을 말할 때 불임에 대한 언급을 늘 하며, 설사 임신이 되었다 하더라도 유산될 가능성이 있다고 늘 강조한다. 여기서 더 중요한 사실은 갑상선기능항진증이 있는 상태에서 임신할 경우 태아가 잘 자라지 않아 저체중의 아기가 태어날 수 있다는 것이다. 이와 같이 갑상선기능항진증으로 인해 임신과 출산은 마치 커다란 장벽과 같이 넘기 힘든 대상처럼 보이기 쉽다. 하지만 무조건 이에 대해 걱정할 필요는 없다. 제대로 된 갑상선기능항진증의 치료가 진행된다면 건강한 임신 및 출산이 모두 가능하다.

성공적인 임신을 위해서는 먼저 자궁, 대장, 간 등의 기능이 모두 회복되어야 하며, 특히 자궁의 기능을 회복시켜 주어야 한다. 또한 혈액의 원활한 생성과 대장의 분비 및 흡수 기능은 임신을 위해 중요한 부분이다. 그리고 간은 호르몬 생성의 원천적인 위치에 있기 때문에 간의 기운을 도와주는 치료를 해줘야 균형적인 호르몬 생성이 가능해진다. 이러한 한방치료는 임신의 가능성을 높이고 임신 중 태아의 건강에도 많은 도움이 된다. 갑상선 한방치료는 임신과 출산에서 많은 장점을 내포하고 있다. 부작용 없는 한방치료를 통해 무사히 임신과 출산을 계획할 수 있으며, 치료율도 높아 추천할 만한 치료방안이 될 수 있다.

주로 사물탕(四物湯), 자음강화탕(滋陰降火湯), 소시호탕(小柴胡湯), 육미지황탕(六味地黃湯) 등의 처방을 가감하여 사용하고, 당귀, 천궁, 작약, 시호, 향부자, 황금, 황백, 숙지황, 산약, 산수유, 치자 등의 약재가 쓰인다.

• 갑상선기능저하증과 임신

갑상선기능저하증으로 생리주기가 불안정해져 배란이 잘 되지 않음으로써 불임이 되는 경우가 많다. 설사 임신이 되었다 해도 유산의 위험이 높아지고 미숙아를 출산할 가능성도 있다. 갑상선기능저하증이 있는 상태에서 아이를 출산할 경우에 정상인에 비해 자폐아를 낳을 가능성이 거의 4배 정도 높다는 연구 결과도 있다. 갑상선호르몬이 태아의 뇌신경 성숙과 뇌 발달에 절대적으로 필요한 요소이기 때문이다. 태아는 임신 12주가 지나서야 스스로 갑상선호르몬을 만들 수 있으므로 산모의 갑상선호르몬은 중요하다. 태내에서 산모의 갑상선호르몬에 의지하는 시기는 정말 중요하기 때문에 갑상선기능저하증은 상당히 큰 문제를 야기할 수 있다.

태아의 대뇌와 뇌간이 형성되는 임신 12주 동안 산모의 갑상선호르몬 부족으로 이 호르몬이 태아에 제대로 전달되지 못하면 태아의 뇌는 정상적으로 성장하지 못한다. 이처럼 산모의 갑상선호르몬은 아이의 뇌 성숙에 중요하기 때문에 임신 중 갑상선호르몬제를 복용해야 하지만, 임산부는 합성 호르몬제가 태아에 미칠 수 있는 부작용을 염려할 수 있다. 부작용이 거의 없다는 설명이 있지만 어려운 결정이 될 수도 있다.

임신 중 갑상선기능저하증을 겪고 있다면 단순히 갑상선호르몬의 분비 저하만을 보고 치료하는 것은 효과적이지 않다. 갑상선과 관련하여 여러 장기에 크고 작은 문제가 있을 수 있기 때문이다. 산모의 건강과 건강한 아이의 출산을 생각한다면 보다 체계적인 치료가 진행되어야 한다. 또한 갑상선호르몬제가 합성 호르몬제라는 사실에 대해서도 생각해야 한다.

갑상선기능저하증으로 임신을 준비하는 경우

임신과 출산은 많은 걱정이 지속되는 과정으로, 특히 갑상선에 이상이 있는 상태에서 임신을 준비하거나 임신 중인 경우 남다른 고민에 빠질 수 있다. 갑상선호르몬 부족으로 임신의 가능성이 떨어지고 임신할 경우 미숙아를 출산할 가능성이 높아지며 기형아의 출산 위험도 있기 때문이다. 따라서 갑상선호르몬제를 복용해야 하지만 인공적으로 만들어진 호르몬제에 대한 부담감은 임산부로서 무시하기 힘들다. 또한 임신 중에는 갑상선호르몬 수치의 변화가 자주 일어나 과용량 또는 저용량의 갑상선호르몬제를 복용하면서 부작용이 발생할 가능성이 있다.

갑상선기능저하증으로 임신을 고민할 때 한방치료는 크게 도움이 될 수 있다. 한방치료에 의해 안정적으로 갑상선호르몬을 생성할 수 있어 산모뿐만 아니라 태아의 건강에도 크게 도움이 되며, 갑상선기능저하증의 발병 원인인 임산부의 약한 장부(臟腑)를 치료해 보다 건강한 아이를 출산할 수 있다.

주로 사물탕(四物湯), 육미지황탕(六味地黃湯), 대영전(大營煎), 조경종옥탕(調經種玉湯), 육린주(毓麟珠), 자음강화탕(滋陰降火湯) 등을 가감하여 처방하고, 당귀, 작약, 숙지황, 사삼, 만삼, 하수오, 소회향, 건강, 육계, 지모, 향부자 등의 약재가 쓰인다.

• 산후 갑상선염을 치료하려면

산후 갑상선염은 출산 후 갑상선에 이상이 나타나는 질환으로, 임신 이전에 있던 갑상선 질환이 다시 나타나는 경우도 있지만 산모의 약 5%에서는 임신 이전에 없던 갑상선 질환이 생긴다. 이는 임신 중 보이지 않던 자가면역 현상이 악화되면서 산후 갑상선염이 발생하는 경우이다. 또한 임신 전에 갑상선기능저하증이 있던 환자에서 출산 후 다시 갑상기능저하증이 나타나는데, 이는 임신 이전보다 악화되는 경우가 많다고 한다.

출산 후 발생하는 갑상선염은 초기에 갑상선기능항진증으로 나타나다가 갑상선기능저하증을 거치게 된다. 많은 경우 회복되지만 계속 갑상선기능저하증으로 남아 지속적인 치료를 받아야 하는 경우도 있다. 이때 나타나는 피로감, 부종, 추위 등의 증상을 산후풍으로 오인하여 진단 및 치료가 지연되는 경우도 많다. 따라서 정확한 진단을 통해 산후 갑상선염을 적기에 치료하는 것이 좋다.

또한 산후 갑상선기능저하증으로 갑상선호르몬제를 복용하는 경우에 수유를 금하지 않지만, 갑상선기능항진증으로 항갑상선제를 복용하는 경우에는 수유를 통해 약물이 아이에게 전달될 가능성이 있어 주의해야 한다.

갑상선호르몬 수치가 약간 높게 나오고 불편한 증상이 심하지 않다면 산후 갑상선염에 대한 치료를 바로 진행하지 않고 관찰하면서 지켜볼 수도 있다. 산후 갑상선염에서는 갑상선호르몬 수치의 회복이 잘 되는 경우가 많기 때문이다. 하지만 임신 이전에 갑상선 질환이 있던 환자는 출산 후 갑상선기능항진증이 재발할 가능성이 있기 때문에 지속적인 관찰이 필요하다.

산후 갑상선염을 앓고 있는 많은 산모들이 모유 수유에 대해 많은 고민을 하는데, 주로 항갑상선제를 복용하지 않고 모유 수유를 선택하려고 한다. 그러나 갑상선호르몬 수치가 나쁜 상태에서는 심장박동이 빨라지고 체중이 저하되면서 몸의 상태가 점점 나빠지기 쉽다. 이런 경우에는 모유 수유를 바로 중단하고 갑상선 치료를 하는 것이 오히려 바람직하다. 반면 갑상선호르몬 수치가 그리 나쁘지 않은 경우에는 사정이 다르다. 이 경우에는 한방치료와 함께 모유 수유를 하도록 추천한다. 이때 양약만으로 치료할 것인지 아니면 한약과 양약을 함께 쓰면서 치료할 것인지 결정할 수 있다. 이는 환자의 갑상선 상태와 몸 상태를 종합적으로 판단하여 진단한 결과에 근거해 결정하게 된다.

산후 갑상선염의 한방치료는 단지 호르몬제 또는 항갑상선제에 의존하는 치료보다 효과적이다. 실제 치료에서 산후 갑상선염의 한방치료는 치료 결과도 좋고 산모의 건강 회복에 많은 효과가 있으며, 이후 또 다른 임신에도 많은 도움이 된다.

산후 갑상선염에는 사물탕(四物湯), 보허탕(補虛湯), 자음강화탕(滋陰降火湯), 육미지황탕(六味地黃湯), 당귀택란탕(當歸澤蘭湯) 등의 처방이 사용되고, 당귀, 작약, 홍화, 택란, 산수유, 지모, 황백, 포공영, 사삼, 잔대, 천궁, 숙지황 등의 약재가 쓰인다.

• 임신과 갑상선 질환에서 한방치료

　보통 임신을 준비하기 위해 산전검사를 받다가 갑상선기능저하증이나 갑상선기능항진증을 알게 되어 치료를 시작하는 경우를 많이 보게 된다. 특히 요즘은 30대 초반 혹은 중반에 많이 결혼하여 초산의 연령이 많이 늦어지고 있다. 따라서 늦은 나이에 임신을 준비하면서 갑상선 질환을 확인하게 되면 마음의 여유를 찾지 못해 초조해하면서 빠른 치료를 원한다.

　갑상선기능저하증 환자가 임신을 하는 경우 임신 초기 및 말기에 빈혈, 임신성 고혈압 등의 합병증을 일으키기 쉽고 전치태반, 유산 등을 겪을 가능성도 높다. 또한 갑상선기능항진증의 경우 태아의 성장 지연, 조산, 사산 등의 심각한 결과를 초래할 수 있다. 그레이브스병을 가진 임산부의 일부에서는 갑상선을 자극하는 항체 IgG(갑상선자극호르몬 수용체 항체)가 태반을 통과한 후 태아의 갑상선을 자극하여 태아에게 갑상선기능항진증을 유발할 수 있다. 임산부가 복용하는 항갑상선제는 태반을 통과할 수 있으므로 부작용이 적은 약을 선별하고 최소량을 투여해야 한다.

　이와 같이 갑상선 질환이 있는 상태에서 임신을 할 경우 여러 문제를 고려해야 한다. 따라서 갑상선기능저하증이나 항진증을 진단받은 경우 임신을 조금 늦추더라도 너무 조급해하지 말고 시간을 갖고 치료한 후 임신을 하는 것이 바람직하다. 치료기간은 갑상선호르몬 수치와 몸의 상태에 따라 다르지만, 충분한 시간과 여유를 가지면 갑상선의 치료 및 임신에 도움이 되고 오히려 임신이 빨라진다.

갑상선기능저하증의 초기에 한방치료는 상당히 효과가 좋으며, 장기간 갑상선호르몬제 복용으로 발생 가능한 부작용을 예방할 수 있다. 그러나 갑상선기능항진증의 경우 임신은 신중히 고려해야 할 부분이 많다. 임신 중 갑상선기능항진증으로 안티로이드를 복용하는 경우 태반을 통과하지 않는다고 하지만 고민스러운 선택이 될 것이다. 따라서 갑상선기능항진증의 경우 보다 계획적인 준비가 필요할 것이다.

갑상선기능저하증이 있는 상태에서 갑상선 결절이 있으면 자궁에 혹이나 근종, 유방에 섬유선종이 있을 수 있다. 또한 인공수정이나 시험관아기를 통해 임신을 여러 차례 시도하면서 자궁근종이나 유방 혹의 크기가 더 커지는 경우도 있다. 이런 경우 갑상선의 기능을 회복시키면서 자궁의 기능을 개선하는 한방치료를 진행한다. 또한 자궁의 어혈을 제거하고 자궁과 유방의 혹이 더 이상 커지지 않게 하는 치료를 한다.

임신을 위한 갑상선 한방치료는 산모의 장부 상태를 정확히 진단하여 임신이 가능하도록 한약, 뜸, 침 등의 치료를 진행한다. 또한 임신 준비 중에 갑상선 질환이 생겼다면 한방치료와 양방치료를 함께 진행하는 치료가 가능하다. 갑상선호르몬 수치가 많이 나쁘지 않으면 한방치료로만 가능하지만, 수치가 많이 안 좋은 경우에는 양방치료와 한방치료를 동시에 진행하게 된다. 이후 수치가 개선되면 한방치료만으로 진행하면서 완치에 이를 수 있게 한다.

여기서 잠깐 !

자궁이 따뜻하다는 것은 무슨 뜻인가요?

일반적으로 아는 상식에 따르면 자궁은 따뜻해야 건강하고 차면 건강하지 않다고 한다. 하지만 이는 상당히 모호한 표현이다. 자궁이 따뜻하다는 말은 자궁의 기능이 정상이고 자궁의 순환과 소통이 제대로 된다는 것을 의미한다. 이렇게 되면 자궁의 본체는 시원하게 된다. 이와 달리 자궁이 차다는 말은 자궁의 기능이 정상적이지 않아 순환과 소통이 원활하게 이루어지지 않는 것을 의미한다. 이에 자궁 내부는 정체되고 곪고 있어 결과적으로 자궁의 본체는 붓고 열이 나게 된다. 따라서 모순적인 표현으로 보일 수 있으나, 자궁은 따뜻해야 하지만 자궁의 본체는 시원해야 한다.

자궁을 항상 따뜻하게 해야 한다고 많은 사람들이 말하고 있다. 그래서 옛날에는 자궁에 옻, 계피 등의 따뜻한 삽입약을 만들어 자궁의 순환과 소통에 도움을 주었다. 또한 닭과 백규근을 같이 써서 고단백의 영양성분을 제공하고 자궁에 따뜻한 기운을 넣어주고자 하였다. 그리고 부뚜막에서 불을 쬐거나 아랫배를 직접 따뜻하게 해주는 훈증법을 쓰는 것도 나태하게 늘어져 있는 자궁에 따뜻한 기운과 함께 순환을 주면서 활동력을 높여주는 방법이었다. 이러한 처치법은 순환을 늘려주면서 자궁의 본체를 시원하게 해주는 데 도움을 주었다.

한방치료는 이와 같이 자궁의 순환과 소통을 늘려주고 자궁의 기운을 활성화하도록 한다. 이러한 치료는 임신의 성공 확률을 높이고 출산에도 많은 도움이 된다.

자궁 순환을 위해서는 사물탕(四物湯), 조경종옥탕(調經種玉湯), 당귀작약산(當歸芍藥散) 등을 처방할 수 있고, 당귀, 작약, 천궁, 숙지황, 향부자, 길경, 사삼, 잔대, 소회향, 금은화, 복령, 건강, 택사 등의 약재가 쓰인다.

7

THYROID

갑상선
치료를 위한
생활방식

• 갑상선과 음식

갑상선 질환이 있는 경우 갑상선에 좋은 음식에 대해 보다 많은 관심을 갖게 된다. 특히 요즘 방송 매체를 통해 소개되는 음식, 버섯, 약재 등을 마치 치료제인 것처럼 생각해 그대로 따라하는 경우가 많다. 사실 이들은 검증되지 않은 것으로, 이로 인해 병을 방치하거나 키우는 사례도 있다. 이들보다 중요한 것은 제대로 치료를 받는 것이다. 이와 함께 제대로 된 섭생은 치료 결과에 많은 도움을 주고 치료기간도 단축시킬 수 있다. 다음은 갑상선 질환에 좋은 음식과 나쁜 음식 그리고 쉽게 따라할 수 있는 섭식방안에 대한 내용들이다.

• 갑상선에 좋은 음식

▶ 오리백숙

동의보감에 따르면 오리고기는 찬 성질이 있어 열을 내려주고 허한 것을 보한다고 한다. 또한 장부의 기능을 조화롭게 하고 소변의 기능을 개선하는 효능이 있다고 한다. 본초강목에는 오리고기가 해독 작용과 혈액순환 기능이 있어 고혈압, 허약체질, 병후 회복, 정력 증강, 위장질환 개선, 음주 숙취 해소 등에 효과적이라고 기록되어 있다. 이러한 효능들은 갑상선 질환에도 적용되어 많은 도움이 된다.

또한 오리고기는 음(陰)을 보하고 위 기능을 개선하는 자음양위(滋陰養胃)의 효능이 있어 갑상선 질환으로 체력이 저하되거나 갑상선암 수술 이후 면역기능이 떨어졌을 때 신체 기능을 회복시키는 데 도움이 된다.

오리고기는 리놀산, 리놀렌산 등과 같은 불포화지방산뿐만 아니라 필수아미노산과 각종 비타민이 풍부하여 심장 기능이 떨어져 혈액순환이 원활하지 않은 갑상선 질환에 효과적이다. 또한 노폐물의 배설을 도와 신장의 해독 기능에 도움이 될 수 있다.

▶ 추어탕

본초강목에 따르면 미꾸라지는 복부를 따뜻하게 하고 원기를 북돋는 효과가 있다고 한다. 또한 체력 보충으로 양기(陽氣)를 보하고 흰머리를 검게 해주는 효능도 있다고 한다.

미꾸라지는 고단백질 식품으로 불포화지방산이 많아 성인병 예방에도 좋고 뼈를 함께 먹으면 칼슘의 공급원이 될 수 있다. 그리고 미꾸라지 표면에 있는 미끌미끌한 점액질의 콘드로이친 성분은 갑상선 질환으로 인한 관절, 연골, 피부 등의 문제를 해결하는 데에도 도움이 될 수 있다.

추어탕은 산후 혹은 병후에 허약한 몸을 회복시키기 위해 주로 먹기도 하지만, 갑상선기능저하증이 있는 경우나 갑상선암 수술 이후에 먹으면 몸의 기력 회복에 효과가 높아 추천하는 음식이다.

▶ 복분자

항산화 식품으로 각광받는 각종 베리류는 노화 방지, 암 예방 등으로 인기가 많다. 이 중 우리나라에서 재배되는 복분자는 보라색의 과일로 안토시아닌 색소가 풍부하여 항산화 기능이 뛰어나다. 또한 신장의 기능을 보하여 유정(遺精), 유뇨(遺尿) 등의 효과가 있고 성기능 개선에도 효과적이다. 또한 항염 및 항암 기능과 혈전 예방 효과가 있다.

갑상선 질환으로 인해 간, 신장, 부신 등의 기능이 떨어지면 성기능도 함께 저하되기 쉽다. 이런 경우 복분자는 많은 도움이 된다. 복분자는 냉동된 것을 그대로 먹거나 갈아서 요구르트에 섞어 먹어도 좋다. 말린 복분자는 하루에 8g 정도를 물에 넣어 끓여 차처럼 먹어도 좋다

▶ 도라지

겨울이 되면서 갑상선 질환이 있는 환자들은 추위에 민감해져 많이 불편해한다. 특히 잠을 잘 때도 추위를 느껴 수면양말이 필요하기도 하다. 또한 인후부 주위의 혈액순환과 임파절 순환이 잘 안 되어 목 부위의 불편함과 이물감을 느끼고 가래가 많이 생기기도 한다. 이러한 목의 통증을 식도염이나 기관지염에 의한 통증인지, 갑상선 질환에 의한 통증인지 구별하지 못하고 단지 목이 아프다고만 한다.

이와 같은 증상이 있으면 특히 겨울철 인후부의 염증으로 인해 목의 이물감을 더욱 느끼게 된다. 또한 갑상선암 수술 이후 목에서 느끼는 불편함이 더 심해지는 경우도 있다, 이와 함께 편두염이 동반되서 칭,생제를 및 딜 동

안 복용하는 하는 경우도 있다.

이러한 목의 불편한 증상을 개선하기 위해 상시 복용할 수 있는 음식으로 도라지가 있다. 이는 쉽게 구할 수 있고 많이 복용해도 무방한 음식이다. 한약재로서 길경(桔梗)이라는 이름을 가진 도라지는 폐 경락에 작용하여 기침과 가래를 없애줘 호흡을 편하게 해주는 효과가 있다. 이처럼 도라지는 폐와 인후부 부위의 질환에 자주 사용되는 약재로 인후통, 기침, 가래, 천식 등에 효능이 있고 폐와 인후부 주위의 임파절 순환에도 도움을 준다. 도라지는 나물로 무쳐 먹기도 하지만 도라지와 배를 같이 끓여 '도라지즙'으로도 먹을 수 있다. 또한 여기에 무를 함께 넣어 끓여 먹으면 기관지와 폐에 도움이 된다.

▶ 미나리

갑상선 질환으로 간 기능이 저하될 수 있는데, 이때 추천하는 음식이 미나리이다. 특히 갑상선기능항진증이 있는 상태에서 술을 마셨거나 피부염이 생긴 경우에는 미나리가 효과적이다.

간은 피로해져 해독 기능이 떨어지면 열을 받고 피로해지며 압력이 높아진다. 이를 해결할 수 있는 약재가 바로 미나리이다. 간의 높아진 압력을 내려주고 다시 간의 역할을 할 수 있도록 도와준다.

약재로 미나리를 처음 복용하면 간의 기능이 신속하게 활성화되면서 소변을 자주 보는 현상이 생기기도 한다. 하지만 3개월에서 6개월 정도 복용하면 간 기능이 안정화되어 소변량과 소변 빈도도 정상으로 돌아온다. 이후 간의 기능은 안정적인 상태로 유지될 수 있다. 미나리를 비위가 상해 구역감을 느껴 먹지 못하는 사람들이 있는데, 이런 사람들은 신장 기능이 좋지 않다.

술을 마신 다음날 많이 먹는 해장국에 미나리가 들어 있는 이유는 음식의 비린 맛을 제거하기 위한 것도 있지만 간을 해독하기 위해서이다. 미나리를 나물로 무쳐 먹는 것도 좋지만 데쳐 먹는 것도 좋다. 또한 물에 넣어 끓여 복용하는 것도 좋은 방법이다. 하지만 미나리를 녹즙으로 갈아 장기 복용하는 것은 좋지 않다. 이는 간에 무리를 주기 때문이다

▶ 마늘

마늘은 면역력 회복에 효과가 있기 때문에 자가면역질환에 도움이 된다. 또한 해독, 항균 및 항암의 효능으로 세균 번식을 막아주고 위액의 분비를 촉진시켜 주기도 하며, 혈액순환을 도와주고 혈중 콜레스테롤을 낮춰 동맥경화를 예방하기도 한다. 이러한 특별한 효능들은 종양의 치료에도 도움을 준다.

생마늘은 위장에 염증을 일으킬 수 있으므로 익혀 먹도록 권하며, 음식 속에 마늘을 요리해서 먹는 것이 좋다. 특히 갑상선기능저하증이 있는 경우 양질의 단백질 섭취를 위해 고기나 생선을 먹을 때 마늘을 함께 먹는 것이 좋다. 식초에 절인 마늘을 하루에 몇 조각씩 먹는 것도 도움이 된다.

▶ 대추

의학입문에 따르면 대추는 속을 편하게 하고 비(脾)를 영양하며 오장(五臟)을 보하고 12경락(經絡)의 순환을 도와준다고 한다. 또한 체내 진액(津液)을 보하고 구규(九竅, 눈, 코, 입, 귀, 요도, 항문 등 인체의 아홉 가지 구멍)를 막힘없이 통하게 하며 여러 다른 약재들을 조화시킨다고 한다.

갑상선기능저하증이나 항진증, 갑상선암 수술 등으로 어지럼증, 기운 저하 등의 빈혈증이 나타날 때 대추에서 씨를 제거하고 한 근 정도를 끓여서 복용하면 좋다. 이는 혈액 보충에 좋고 마음을 안정시켜 준다. 또한 갑상선 기능이 떨어져 자주 발생하는 불안증, 우울증, 불면증 등에 효과가 있다.

▶ 견과류

건강식품으로서 호두, 아몬드, 땅콩 등의 견과류는 인기가 높아 상복하는 사람들이 많다. 또한 토마토에 견과류를 함께 먹으면 토마토에 있는 라이코펜 성분의 체내 흡수율을 높여줄 수 있다고 할 정도로 뛰어난 효능이 있다.

견과류는 단백질, 불포화지방산, 오메가3 지방산 등이 포함되어 있어 영양학적으로 뛰어나고 LDL콜레스테롤을 낮춰줄 수 있는 기능으로 갑상선 질환에서 발생 가능한 심장질환, 동맥경화 등을 예방하는 데 도움이 될 수 있다. 그리고 견과류는 장 기능 회복에도 도움이 되므로 갑상선기능저하증으로 인한 변비에도 효과가 있다. 또한 세로토닌의 분비도 돕기 때문에 갑상선 질환으로 인한 우울증을 예방하는 데도 효과적이다.

견과류를 씹을 때 느끼는 식감은 다이어트로 인해 생기는 스트레스를 조절하는데 도움이 된다. 갑상선기능저하증으로 인한 체중 증가로 인해 다이어트를 시도할 때 많은 스트레스를 받을 수 있다. 이때 견과류는 영양적으로나 스트레스 조절에서도 효과적인 선택이 될 수 있다.

많은 장점이 있는 견과류도 잘못된 보관방식으로 오히려 독이 될 수 있다. 오랜 기간 공기에 노출될 경우 견과류는 변질되어 산패되기 쉽다. 이렇게 산패된 견과류를 오래 먹게 되면 나쁜 콜레스테롤이 몸에 축적되기 쉽다. 따라서 유통기간이 짧고 잘 보관된 견과류를 선택하는 것이 좋다. 또한 껍질이 있는 견과류를 조금씩 구매해서 먹을 때마다 껍질을 벗겨 먹는 것도 좋은 방법이 될 것이다.

• 갑상선에 안 좋은 음식

▶ 밀가루

밀가루로 만들어진 음식은 많은 사람들이 쉽게 접할 수 있고 좋아하는데, 밀가루에 함유된 단백질 성분인 글루텐이 쫄깃한 식감을 주고 맛을 돋우기 때문이다. 이러한 글루텐으로 인해 많은 사람들이 밀가루 음식에 보다 집착하게 된다. 하지만 글루텐의 여러 부작용으로 인해 최근에는 글루텐 프리 식품들이 출시되고 있을 정도로 밀가루 음식의 유해성에 대한 관심이 높아지고 있다.

밀가루 음식을 많이 먹으면서 생기는 질환에 셀리악병(celiac disease)이 있다. 이는 글루텐 과민성 장질환으로, 소장 점막내 섬모가 소실되거나 변형되어 영양분의 흡수 장애가 생기는 질병이다. 글루텐 단백질에 의한 알레르기 반응으로 발생하는 자가면역질환이며 면역 과잉에 따른 소장 점막 손상이 원인이다. 이는 소장의 영양분 흡수력을 떨어뜨려 많은 영양소의 흡수뿐만 아니라 소장에서 일어나는 요오드의 재흡수도 방해한다. 이에 따라 갑상선호르몬의 생성도 영향을 받는다. 또한 음식물의 소화력에도 영향을 미쳐 간 기능을 저하시키고 장내 세균총을 악화시키는 일련의 과정이 진행된다. 이러한 과정에서 면역이 항진되어 자가면역질환이 악화되기 쉽다.

밀가루는 갑상선 질환에 도움이 안 되는 음식 중 하나이기 때문에, 실제로 갑상선 질환을 치료하기 위해 몇 개월간 글루텐 함유 식품을 끊게 하기도 한다.

▶ 고등어, 꽁치 등 등 푸른 생선

갑상선 질환은 많은 경우 자가면역질환에 의해 발생한다. 염증이 만성적으로 오래되면 외적으로는 피부 알레르기로 나타나기도 하고 내적으로는 자가면역질환이나 심혈관 질환으로 나타나기도 한다.

갑상선 질환은 이러한 만성 염증이 오래되어 나타난 자가면역질환으로, 염증반응을 일으키는 히스타민이 이를 지속시킨다. 따라서 음식 중에 히스타민이 많은 음식은 피하는 것이 좋다.

일반적으로 몸에 좋다고 알려진 고등어, 꽁치 등과 같은 등 푸른 생선은 히스타민을 다량 함유하고 있으며, 이외에 치즈, 베이컨, 시금치, 초콜릿, 커피 등이 이에 해당된다.

히스타민에 과민 증상을 보이게 되면 장누수증후군, 과민성 대장 증상 등이 생기고 장기간 진행되면 만성 염증의 상태로 고착되기 쉽다. 따라서 갑상선 질환에는 히스타민이 많이 함유된 등 푸른 생선은 추천하지 않는 음식 중 하나이다.

▶ 박하

박하의 냉(冷)하고 매운 약성은 체열을 내려 감기, 두통, 인후통 등에 효과가 있다. 또한 피부염, 안구 염증, 비염, 감기 등의 한약 처방에 사용된다. 하지만 많은 용량을 쓰면 역효과가 나타나 기운을 저하시킨다. 특히 갑상선 질환에 박하를 오래 복용하면 갑상선의 순환이 저하되어 갑상선호르몬의 생성에 나쁜 영향을 미칠 수 있다.

간혹 비염 증상으로 아이들에게 박하차를 장기간 복용시키는 경우를 볼 수 있는데, 이는 금해야 하고, 감기에 박하를 쓸 때도 단기간만 사용해야 한다.

▶ 양배추, 순무, 콩

갑상선 질환에 양배추, 순무와 콩이 좋지 않다고 하는데, 이는 아프리카 자이레 지역에서 나는 식물들이 갑상선종을 유발한다고 헤씨 일러진 것이다. 이 지역에서 나는 카사바, 수수, 고구마, 옥수수, 아몬드, 살구 등에 포함된 시안 생성 글루코시드는 체내의 장에서 시안산으로 전환되어 갑상선종을 유발한다. 또한 이 지역의 양배추, 꽃양배추와 순무에 포함된 티오글루코시드는 체내에서 대사되면서 갑상선종을 유발한다고 한다.

하지만 아프리카 자이레 지역에서는 지리적 특성상 요오드를 섭취하기 어려우며, 양배추, 순무와 콩으로 인해 갑상선종이 생기려면 상당히 많은 양을 먹어야 한다. 따라서 이러한 식물로 인해 갑상선종이 생기는 것이 아니라 요오드 섭취 부족이 주요 발병 원인이 될 것이다.

또한 콩이 갑상선에 나쁜 영향을 미친다는 다음과 같은 주장이 있다. 콩을 장시간 섭식하면 갑상선기능저하증이 유발된다. 그리고 시중에서 판매되는 콩 중에 유전자 조작 콩들이 많아 갑상선에 나쁜 영향을 끼친다. 콩에 있는 피탄산(phytate)은 칼슘, 마그네슘, 구리, 철분, 아연 등이 장내에 흡수되는 것을 방해한다. 또한 콩은 트립신의 생성을 억제시켜 췌장 기능을 저하시킨다. 콩은 체내에서 비타민 D를 소모하게 하여 골다공증을 유발시킨다.

이처럼 콩이 정말 나쁠까?

성장기의 아이들에서 콩은 트립신을 억제하여 췌장 기능을 저하시킬 수 있기 때문에 소화가 덜 되고 영양분이 덜 흡수될 수 있다. 하지만 이는 많은 양의 콩을 먹을 경우에 나타나는 현상이며, 콩을 불려 끓이는 식으로 조리법을 바꿔 먹으면 이러한 단점이 해결될 수 있다.

한편 콩은 중장년층에게는 도움이 된다. 콩으로 수용성 단백질을 섭취할 수 있고 콩은 노화로 인해 줄어드는 여성호르몬을 생성시킨다. 이와 함께 체내 수분을 늘려주는 역할을 하고 골다공증에 도움이 되며, 콩의 사포닌 성분은 항암 효과가 있다. 갑상선의 건강을 위해서는 콩을 그냥 조리해서 먹는 것보다는 된장 등과 같이 발효된 음식으로 먹는 것이 좋다. 발효 과정에서 콩에 있는 피탄산 성분이 제거될 수 있기 때문이다.

• 갑상선에 좋은 섭식방안

▶ 영양분이 충분한 음식을 먹자(전통 한국식 식단을 따르자)

탄산음료, 빵, 과자, 사탕 등과 같은 음식을 줄이고 과일, 야채, 곡물 등의 식사 위주로 패턴을 바꾸는 것이 필요하다. 서구식 식사를 하는 사람들은 만성 질환에 걸리기 쉽지만 한국의 전통적인 식사를 주로 하는 사람들은 만성 질환에 덜 걸린다.

갑상선 질환도 먹는 음식의 종류가 중요하다. 특히 글루텐을 함유한 밀가루 음식을 즐기면 갑상선 질환이 생기거나 악화될 수 있다. 갑상선 질환으로 고생하고 있다면 서구식 식사 습관에서 가능한 한 벗어나는 것이 좋다.

▶ 나쁜 기름기를 함유한 식품을 줄이자

일반적으로 포화지방산과 트랜스지방은 줄이는 것이 좋다고 알려져 있다. 갑상선 질환이 있다면 이러한 지방들이 포함된 음식을 줄이고 불포화지방이 많이 포함된 음식을 먹는 것이 좋다. 오메가3가 많은 생선, 씨앗류, 견과류, 콩과 식물 등이 이에 해당되는 식품이다. 특히 트랜스지방이 많이 포함된 음식은 히스타민을 많이 배출하는데, 이는 자가면역질환인 갑상선 질환에서 염증물질을 더 증가시켜 질환을 악화시키기도 한다.

▶ 유제품을 줄이자

달걀과 지방이 많은 유제품은 체내에서 대사되는 속도가 느려 줄이는 것이 좋다. 갑상선 질환은 신체 대사와 많은 관련이 있기 때문에, 유제품으로 대사 속도가 느려지면 갑상선 질환에 나쁜 영향을 미칠 수 있다. 따라서 우유, 달걀 등과 같은 음식은 단백질 등의 영양소 공급을 위해서는 도움이 되지만, 지나치게 많이 먹지 않는 것이 좋다.

▶ 채식을 많이 하고 잎을 많이 먹자

일반적으로 채식을 권하는 이유는 채소, 야채 등이 우리 몸의 해독 작용을 도와주고 우리가 쉽게 접하는 잎채소와 잎나물에 천연 항산화제가 많이 들어 있기 때문이다. 따라서 갑상선 질환과 같은 염증질환에는 해독 기능이 있는 채식이 많은 도움이 된다.

하지만 채식을 할 때 녹즙은 권하지 않은데, 향이 강한 생채소를 갈아서 오랜 기간 복용하게 되면 간에 무리가 갈 수 있기 때문이다. 일상에서 구하기 쉬운 채소, 야채 등을 생으로 먹고 나물을 먹을 때는 가능하면 데쳐 먹는 것이 간에 무리를 덜 준다. 그리고 말린 야채보다는 생야채를 권하는

데, 야채를 말리면 단백질 성분이 증가할 수 있고 소화되는 시간이 길어지므로 위나 장 기능이 약한 갑상선 환자에게는 안 좋다.

▶ 우리 주변의 먹거리를 그대로 먹자

자연적인 조건에서 자라는 소, 닭이나 돼지는 항생제나 성장촉진제 없이 자라면서 보다 건강하고 병도 거의 생기지 않는다. 이는 사람에게도 동일하게 적용된다. 우리 주변에 있는 자연적인 천연 음식은 건강을 유지하는데 큰 도움이 된다. 사실 인공적으로 만들어진 것은 음식이든 약이든 어떤 부작용이 있는지 모른다. 따라서 갑상선 환자들은 우리 주변의 자연적인 먹거리로 섭식을 하는 것이 좋다. 그러면 면역력이 좋아지고 갑상선 치료에도 큰 도움이 될 것이다.

▶ 적절한 양질의 단백질을 섭취하자

갑상선 질환의 치료에서 보양(保養)은 중요하다. 일반적으로 생각하기에 해독이 보다 중요하다고 생각하지만 실제로 갑상선 환자들은 영양분이 부족하다. 정확히 말해서 많이 먹고 있지만 편중된 영양분 섭취로 인해 갑상선 질환을 비롯한 많은 질환에 걸릴 가능성이 높다. 잘 먹고 영양분이 체내에 제대로 흡수되는 것이 치료에서 핵심적인 부분이다.

이와 같이 보양의 의미에서 양질의 닭고기와 붉은 살 위주의 쇠고기를 적당히 섭취하면 갑상선의 치료에 도움이 된다. 또한 오리백숙, 추어탕 등도 갑상선 질환에 도움을 준다

▶ 단식을 통한 다이어트는 전혀 도움이 되지 않는다

요즘 많은 사람들이 관심을 갖는 단식은 갑상선 질환에 도움이 되지 않는다. 1일 1식 또는 간헐적 단식은 절대로 권하지 않는데, 이러한 식사법은 지나치게 편중된 영양 섭취를 유도해 갑상선 질환에 악영향을 미칠 수 있다. 사실 갑상선 질환은 잘 먹어야 낫는 병이다. 또한 방송에 소개되는 몸에 좋다는 약초, 음식 등을 그대로 따라하면 오히려 갑상선 질환에 해가 될 수 있다. 하나의 약초에는 그에 해당하는 주요 효능이 있기 때문에, 자신의 몸에 맞지 않는 것을 지속적으로 먹게 되면 실제 부작용은 거침없이 발생하고 결국 치료와는 거리가 멀어질 수 있다.

▶ 갑상선 질환에 해가 되는 환경적 요인을 피하자

우리 주변에서 접할 수 있는 여러 환경적 요인들이 갑상선 질환을 유발할 수 있다. 치약의 불소, 세탁 세제에 들어 있는 염화물, 농약, 살충제나 살균제에 들어 있는 브로민(bromine) 등의 물질들이 갑상선호르몬의 근본 요소인 요오드를 결핍시킬 수 있다.

갑상선호르몬의 생성 과정에서는 타이로신(tyrosine)이라는 아미노산에 요오드가 붙어 T3와 T4가 생성된다. 하지만 요오드가 들어갈 자리에 브롬이 대신 위치하면 갑상선호르몬의 생성이 저해될 수 있다. 이는 갑상선기능저하증이나 갑상선호르몬 부족에 따른 갑상선종을 유발할 수 있다.

이 중 브롬은 우리 주변에서 쉽게 접할 수 있다. 빵이나 크래커 반죽을 만들 때 조리시간을 단축하고 부드러운 질감을 얻으며 보존기간을 연장하기 위해 브롬산칼륨(potassium bromate)을 첨가한다. 또한 과일, 야채 등에 브롬화 메틸(methyl bromide)이 포함된 농약이나 살충제를 사용하기도 하고, 일부 음료에 향과 맛을 높이기 위해 브롬화 식물유(brominated vegetable oil)를 첨가한다. 코 분무제, 항우울제 등의 약물에 브롬이 포함되기도 한다. 이렇게 사용된 브롬은 요오드의 역할을 대신하여 갑상선호르몬의 생성을 저해할 수 있다. 이외에 많은 환경적 요인들이 갑상선호르몬의 정상적인 생성을 방해할 수 있다.

▶ 갑상선에 좋은 보갑차를 마시자

갑상선에 도움이 되는 '보갑차(補甲茶)'는 매일 복용해도 문제가 없는 약재들로 구성되어 있다. 녹용, 당귀, 작약과 복령을 한쪽씩 생수에 넣고 40분정도 끓여 300cc 용량으로 만든 후, 이를 하루에 3회에 나눠 차처럼 마시면 갑상선에 도움이 된다.

보혈(補血) 작용이 있는 '당귀,' 보간(補肝) 작용이 있는 '작약,' 항염(抗炎) 효과가 있는 '복령,' 그리고 보양과 호르몬 기능 조절에 도움이 되는 '녹용'을 아주 순한 농도로 차처럼 복용하는 것이다.

• 갑상선과 운동

갑상선암 수술 후 발생하는 피곤, 근육통 등을 해소하기 위해 적극적인 운동을 시도하는 경우가 많다. 이는 해당 증상을 악화시킬 뿐이므로 회복 이전까지는 가벼운 산책 정도만 하는 게 좋다.

또한 갑상선암 수술 후 초기에는 부갑상선호르몬의 분비가 원활하지 않고 갑상선 주변의 임파절 순환에 문제가 있을 수 있다. 이와 함께 여성호르몬의 분비가 원활하지 않은 경우도 있다. 이러한 증상은 순환 문제로 생기는 것으로 몸은 피곤해지고 근육통도 생긴다. 따라서 운동은 해결책이 될 수 없고 오히려 증상을 심화시킬 수 있다.

갑상선기능항진증과 저하증에서는 체내 호르몬 분비가 교란되고 면역 체계가 저하되므로 가벼운 운동으로 몸을 천천히 회복시키는 것이 좋다. 이후 회복되는 과정에서는 유산소 운동과 근력 운동을 통해 체력을 증진시킬 필요는 있다.

다음은 갑상선 질환의 치료에 도움이 되는 운동법이다. 이는 다른 질환에도 효과가 있으므로 꾸준히 따라하면 많은 도움이 될 것이다. 전신의 기운이 도는 경락의 중요 부위를 자극하여 기운이 잘 흐르도록 해서 체내 기운과 혈액을 순환시키고 건강한 신진대사가 유지되도록 한다. 또한 갑상선 치료를 위한 한약의 흡수와 배설을 도와 빠르게 갑상선을 회복시킬 수 있다.

통기법(通氣法)

통기법은 전신 경락의 기운이 흐르는 중요 지점에 진동을 반복하는 운동법으로, 순환을 촉진시켜 원활한 신진대사가 이루어지게 한다.

모든 자세의 기본은 힘을 빼고 근골격의 기본구조를 이용한 근력으로 자세를 유지한다. 이때 시계, 반지, 목걸이나 안경을 벗어놓고 시행하는데, 이런 물건들이 자기력을 형성하여 착용한 방향으로 치우치게 하기 때문이다. 이는 누워서 하는 자세와 앉아서 하는 자세로 나눠진다.

▶ 엄지발가락 부딪쳐서 진동시키기

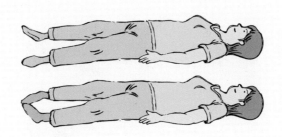

반듯하게 누어 몸을 바르게 편 자세를 한다. 좌측 엄지발가락 안쪽과 우측 엄지발가락 안쪽이 부딪힐 정도로 붙였다가 떨어뜨리는 동작으로 툴툴 털듯이 가볍게 한다. 허벅지에 힘을 주지 말고 발만 움직일 수 있는 힘을 준다. 이때 발을 인위적으로 너무 세게 부딪칠 필요는 없고 그냥 왔다 갔다 할 정도면 된다. 좌측 및 우측 엄지발가락이 부딪혔다 떨어지는 동작을 1회로 삼아 150회 정도 한다.

좌우 발가락이 가볍게 부딪히는 동작으로 만들어진 진동이 무릎관절, 엉덩이 관절, 척추와 목을 지나 머리까지 전해진다. 좌우 운동이 상하 움직임으로 바뀌어 다리에서 머리까지 기운이 전달된다. 이는 땅의 기운이 위로 올라가서 하늘의 기운과 상응하여(地氣上達 天氣相應), 지기(地氣)와 천기(天氣)가 서로 합해져 인기(人氣)가 되도록 하는 것이다.

이러한 동작을 매일 반복하면 척추 근육의 긴장이 풀려 요통, 좌골신경통, 척추측만증 등의 회복에 도움이 된다.

▶ **무릎관절 부딪쳐서 진동시키기**

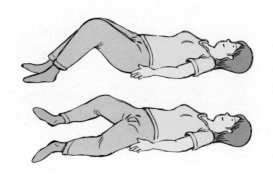

반듯하게 누운 자세에서 손을 자연스럽게 바닥에 내려놓고 발바닥을 끌어올려 무릎을 구부린 후 양쪽 발바닥을 자신의 어깨너비만큼 벌린다.

좌측 무릎 안쪽과 우측 무릎 안쪽을 가볍게 부딪쳐 생기는 반동으로 좌측 및 우측 무릎의 바깥쪽 면이 바닥에 닿듯이 자연스럽게 떨어지도록 한다. 힘을 빼서 무릎의 무게가 추의 역할을 하여 하지가 딱 벌어지게 한다. 따라서 허벅지를 고정시켜 주는 근육이 하지가 벌어졌다가 그 반동으로 다시 올라오게 한다. 맨 처음 벌리는 힘만 필요하고 다음 동작은 자동으로 진동하는 추처럼 반복된다. 한 번 내려갔다 올라오는 동작을 1회로 하여 15~36회 반복한다.

이 동작을 잘 할 수 있게 되면 좌우 진동 운동이 정확하게 상하 운동으로 바뀌어 척추를 통해서 뇌까지 기운의 진동이 전달된다. 따라서 뇌세포의 대사가 활성화되어 뇌가 건강해진다. 또한 몸의 왼쪽과 오른쪽의 균형이 안 맞는 경우 꾸준히 1년 이상 하면 몸의 균형이 생긴다. 체내 순환이 반복되면서 체내에 노폐물이 사라져 여드름이나 피부 트러블에 효과가 크다.

▶ 흉부와 복부 쓸어 올리고 내리기

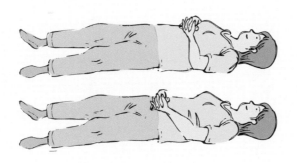

위를 보고 반듯하게 누운 상태에서 양손의 손가락을 서로 교차시켜 포개지도록 자연스럽게 잡는다. 이때 양손의 엄지손가락 끝부분을 서로 닿게 하고 새끼손가락의 끝부분도 서로 닿게 한다. 이처럼 포개진 두 손을 복부 위

에 편하게 놓고 위아래로 올리고 내리는 동작을 반복한다. 내릴 때는 엄지
손가락을 중심으로 손바닥 전체 면을 치골 부분까지 쓸어내린다. 위로 올
릴 때는 넷째 손가락이 명치를 지나 목 부분까지 오도록 끌어올린다. 이를
자신의 심장박동 속도에 맞춰 리듬을 타듯이 36회 반복한다.

흉부와 복부를 자연스럽게 쓸어내리는 동작을 꾸준히 반복하면 소화 기
능과 장 기능 개선에 많은 도움이 된다.

▶ 위장과 간장 진동시키기

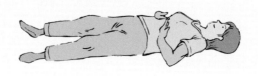

위를 보고 누운 상태에서 양손의 손가락을 붙이고 손바닥을 가볍게 위로
보이게 한 후, 양손의 손날(새끼손가락의 바깥 부분)을 갈비뼈 아래 부분의
들어간 곳에 밀어 넣는다. 이 부분은 위장과 간장 부위로, 손날을 밀어 넣
고 위 아래로 빠르게 흔든다. 가능하면 힘을 빼고 자연스럽게 위아래로 진
동을 주면서 반복한다. 소화와 장 운동에 효과적이다.

▶ 옆구리 진동시키기

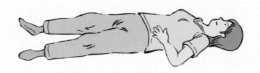

양 손바닥을 펴고 손가락 각각을 벌린다. 어깨를 펴고 팔을 구부린 후, 좌측 손날을 왼쪽 갈비뼈 아래 경계 부분에 붙여놓고 우측 손날을 오른쪽 갈비뼈 아래 경계 부분에 붙여놓는다. 이때 가능한 한 어깨를 펴고 손바닥도 옆구리 부위에 붙이도록 한다. 이러한 자세에서 양손을 위아래로 빠르게 흔든다.

이러한 동작은 옆구리의 울체된 기운을 순환시키므로 전신의 기운이 소통될 수 있다. 정신적인 스트레스로 인해 생기는 간 기능 저하에 효과적이다. 특히 스트레스로 인한 갑상선 질환에도 효과가 있다.

▶ 승읍 진동시키기

책상다리를 하고 앉은 상태에서 양손을 가볍게 주먹 쥔 후, 둘째 손가락의 접혀진 끝마디 부분으로 눈동자 밑 코 옆에 위치한 눈물자리 부분의 움푹 들어간 부위, 즉 '승읍'을 누른다. 이곳을 잘 누르면 찡하는 느낌이 오는데, 이 느낌으로 15회

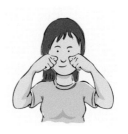

진동을 준다. 방향은 상관없고 가볍게 진동되는 느낌으로 동그을 반복한

다. 이는 얼굴의 혈액을 순환시켜 집중력을 높여주고 머리를 상쾌하게 해준다.

▶ 찬죽 안쪽 진동시키기

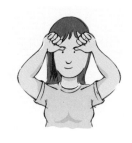

책상다리를 하고 앉은 상태에서 양손을 가볍게 주먹 쥐고 각 엄지손가락을 위로 보이게 해서 눈썹 아래 안쪽 부위에 위치시킨다. 이 부위를 '찬죽'이라고 하는데, 여기에 엄지손가락을 1mm 정도 넣고 누르면 살짝 아픈 느낌이 온다. 이 상태에서 엄지손가락을 15회 정도 흔든다. 이는 눈의 피로, 안구 충혈, 안구 건조증 등을 개선시켜 준다.

▶ 관자놀이 진동시키기

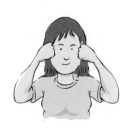

책상다리를 하고 앉은 상태에서 양손을 가볍게 주먹 쥐고 얼굴 양 눈의 바깥쪽에 위치한 관자놀이 부위의 오목하게 들어간 부분을 주먹 쥔 손으로 눌러 흔든다. 이를 15회 정도 반복한다. 이는 두통에 효과적이다.

▶ 예풍 진동시키기

책상다리를 하고 앉은 상태에서 귀 뒤의 아래 부분으로 턱의 뒤 오목하게 들어

간 부위, 즉 '예풍'을 엄지손가락으로 누른 후 검지 손가락으로 청궁(聽宮, 귀의 앞부분) 부위를 막는 다. 이렇게 해서 가볍게 흔들어 진동을 준다. 이는 이명과 관계된 증상에 효과가 있다.

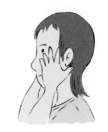

▶ 인중 진동시키기

책상다리를 하고 앉은 상태에서 코 밑 인중 부 위에 검지손가락을 가로로 놓고 누른 후, 좌우 로 흔들어준다. 이는 비염 증상에 효과적이다.

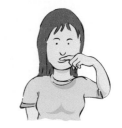

▶ 콧날 진동시키기

책상다리를 하고 앉은 상태에서 검지손가락을 코 날개 부분에 놓고 위아래로 흔들어준다. 이 는 비염과 축농증의 증상에 효과적이다.

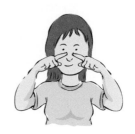

▶ 이빨 두드리기

책상다리를 하고 앉은 상태에서 입을 다물고 이 를 위아래로 부딪친다. 자신의 나이만큼 부딪친 다. 이때 입안에 침이 고이게 된다. 고여 있는 침 을 3회에 나눠 삼키는데, 마음속으로 불편한 곳

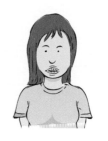

으로 침이 보내진다는 생각을 갖고 동작을 진행한다. 이는 잇몸질환과 입
냄새 제거에 효과가 있고 뇌 순환을 도와 중풍, 기억력 회복 등에 좋다.

▶ 호흡

허리를 쭉 편 상태로 앉은 자세에서 몸을 앞으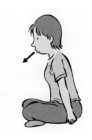
로 쭉 구부리면서 치아 사이로 폐에 있는 공기
가 천천히 다 배출되도록 뱉어낸다. 엉덩이가 들
려질 정도로 짜듯이 공기를 빼낸다. 마지막으로
몸 안에 남아 있는 공기가 빠져나가듯이 힘을
줘서, 머리가 바닥에 닿을 듯 허리를 숙이면서 흑하는 소리와 함께 공기를
토해낸다. 바로 코로 공기를 들이마시면서 천천히 허리를 세운다. 이 동작
을 3회 반복한다.

• 갑상선과 마음가짐

갑상선 질환은 심리적인 부분과 많은 관련성이 있다. 갑상선 환자들의 상당
수는 갑상선과 관련된 불편한 증상들뿐만 아니라 심리적인 이상 증상으로 괴로
워한다. 이렇듯 갑상선 질환으로 인해 심리적인 질환이 생길 수 있지만, 이와 반
대로 심리적인 불안정으로 인해 갑상선 질환이 발생할 수도 있다. 갑상선 질환
이 심리적인 문제인 스트레스로 인해 생길 수 있기 때문이다.

지속적인 스트레스로 인해 체내 자가면역력이 떨어지면서 자가면역질환이 생길 수 있다. 자가면역질환은 체내 면역계의 교란으로 인해 생기는 것으로 자기 세포를 이물질로 인식하고 공격하면서 발생한다. 스트레스로 인해 교감신경계가 항진되고 면역계가 교란되면서 체내의 중요 장부들을 공격할 수 있는데, 특히 갑상선이 공격 대상이 되어 갑상선 질환이 생길 수 있다. 정상적인 몸 상태를 유지하기 위해서는 교감신경과 부교감신경의 조화가 유지되도록 마음가짐을 안정시키는 생활패턴이 중요하다.

갑상선호르몬의 분비 이상은 심장박동을 빠르게 혹은 느리게 하여 심리적인 불안정을 야기한다. 이러한 증상이 지속되는 경우 환자는 불안해져 일상생활이 힘들어질 수 있다. 또한 갑상선의 문제는 체온 상승, 대사 이상에 따른 설사, 변비 혹은 소화장애를 일으킨다. 이러한 증상으로 인해 환자는 불편해하고 이는 심리적인 불안감으로 이어질 수 있다.

이처럼 갑상선은 감정과 연결되어 있어 갑상선 환자는 불안감, 우울증, 공황장애, 불면증 등을 일으킬 수 있으며, 무기력하고 허무해지기도 한다.

갑상선 질환으로 인한 감정적인 문제는 한방치료를 통해 몸의 근원적인 원인과 함께 장부(臟腑)의 문제점들을 종합적으로 판단하여 치료하면서 충분히 해결될 수 있다. 하지만 단순히 호르몬을 조절하는 치료만으로는 갑상선을 근원적으로 치료하기 어려울 뿐만 아니라 정신적인 문제도 해결하기 힘들다. 이렇게 정신적인 문제가 있을 경우 한방치료를 하면 갑상선을 치료하면서 정신적인 불안감을 야기한 원인을 찾아 치료하기 때문에 효율적인 치료방안이 될 수 있다.

또한 종교, 명상, 음악 등을 통해 정서적 안정을 꾀하는 노력이 필요하다. 대체로 갑상선 환자들은 초조하고 조급한 마음을 갖고 있어 치료에 좋지 않은 영향을 미친다. 마음이 건강을 만들 수 있듯이 보다 여유를 갖는 노력이 필요하다.

• 갑상선과 면역

면역은 이물질이 체내에 들어올 때 그에 대한 항체를 생성하여 몸을 방어하는 능력이다. 하지만 원인모를 면역계 교란으로 체내 면역기능에 이상이 생기면 자신의 신체조직을 이물질로 판단하여 그에 대한 항체를 생성한다. 결국 자신의 항체가 자기 조직을 끊임없이 공격하면서 자가면역질환이 생기게 된다. 이러한 항원항체 반응이 갑상선에서 일어날 경우 갑상선은 호르몬 생성에 문제가 생기고 갑상선기능저하증이나 갑상선기능항진증이 발생한다. 따라서 자가면역질환인 갑상선 질환을 치료하기 위해서는 체내 면역력을 높여주는 치료가 필요하다. 또한 체내 면역세포가 자신의 신체조직을 공격하지 않도록 자율신경계를 안정시켜 주는 치료가 요구된다.

자가면역질환으로 인해 몸에서는 염증이 지속적으로 발생하고 만성 염증 상태에 빠질 수 있다. 염증이 진행되는 과정에서 염증 부위의 혈관이 확장되고 세포를 복구하려 한다. 이때 해당 세포의 복구를 위해 단백질, 지질 등이 필요하다. 이렇게 염증으로 인한 세포 복구 단계는 자가면역질환인 갑상선의 치료에 절대적으로 중요하기 때문에 이를 도울 수 있는 치료를 진행해야 한다.

이와 같이 갑상선 질환의 치료에서는 세포 복구를 위한 영양분이 필요하기 때문에 보양이 중요하다. 하지만 갑상선 질환을 앓고 있는 환자들은 대부분 소화 기능이 약하므로, 공급되는 단백질을 소화하는 과정에서 염증반응이 일어나면 갑상선 질환이 더욱 악화되기 쉽고 두드러기와 같은 알레르기 증상이나 소화장애가 생길 수 있다.

갑상선을 치료하기 위해서는 교감신경계의 안정과 보양이 중심이 되는 한 방치료가 진행되어야 한다. 우선 안신(安神)시키는 약재로 체내 신경계를 안정시킨다. 그리고 법제 과정을 거친 동물성 한약재를 포함한 한약은 갑상선 치료에 필요한 영양성분이 체내에 잘 흡수되도록 한다. 이는 만성 염증을 치료하면서 세포막이나 면역세포를 복구하여 갑상선을 치료한다.

• 갑상선과 한약

갑상선은 자가면역질환으로 염증질환에 해당된다. 따라서 염증이 제대로 치료되면 갑상선은 회복될 수 있다. 하지만 갑상선 질환에서 이러한 염증은 치료되지 못하고 점점 악화되기 쉽다. 염증의 초기 단계에서는 혈관 확장만 일어나면서 종창(팽창)이 생기지만, 시간이 지나면 염증세포를 복구하기 위해 에너지, 단백질, 지질 등이 필요하다. 또한 염증반응을 복구하는 과정에서 활성화되는 T세포나 B세포를 위해 단백질, 인지질 등이 요구된다. 그러므로 십상선 질환에는 단백질 성분이 중심이 되는 한약이 필요하다. 이는 법제된 동물성 한약재와 발효 한약재를 중심으로 구성되어 있다.

갑상선 치료 한약은 소화기 호르몬, 부신호르몬(스테로이드), 성호르몬, 갑상선호르몬 등이 균형적으로 분비되도록 도와주고 소화 기능과 항염 기능을 회복시켜 갑상선을 치료하도록 한다. 이처럼 갑상선 치료를 위한 한약은 갑상선 질환을 야기한 원인을 찾아 치료하면서 환자의 장부(臟腑)와 호르몬들이 조화롭게 균형을 이루게 하여 갑상선을 치료한다.

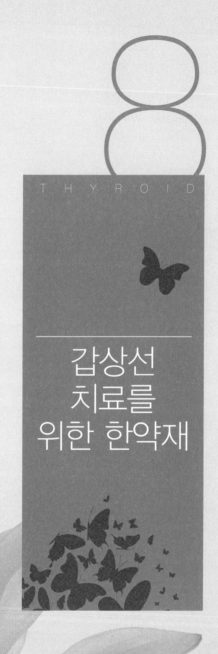

8

THYROID

갑상선
치료를
위한 한약재

• 당귀

당귀는 참당귀(Angelica gigas Nakai)의 뿌리인데, "마땅히 돌아오기를 바란다"는 의미로 '당귀(當歸)'라는 이름이 붙여졌다. 이는 과거 중국에서 전쟁에 나간 남편의 품속에 넣어준 것으로, 전쟁터에서 당귀를 먹으면 기력을 회복해서 다시 돌아올 수 있을 것으로 믿었기 때문이라고 한다.

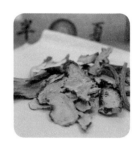

당귀는 보혈(補血) 작용이 있어 혈(血)을 생겨나게 하면서 체내 순환을 돕는다. 또한 월경을 고르게 하거나 통증을 멈추게 하므로 생리통이나 생리가 없는 증상에 사용된다. 그리고 대변을 통하게 하고 혈액 대사를 촉진하므로 어혈과 혈액순환 장애로 인한 마비 증상을 풀어주는 역할도 한다.

약리 효과로는 진정, 진통, 강압, 억균, 약한 이뇨, 이담 및 항방사능 작용이 있으며, 단백질 합성을 촉진하고 비타민 E 결핍을 방지하므로 유산을 막아주는 효능이 있다.

갑상선 질환으로 인해 간 기능과 자궁 순환이 저하되는 경우에 혈허 증상이 나타날 수 있다. 이때 당귀를 쓰면 혈액을 보충해주고 심장 기능 저하에 따른 어혈(혈전)을 제거해주면서 순환도 시켜줄 수 있다. 또한 갑상선기능저하증이나 항진증에 따른 월경과다나 무월경에 도움을 줄 수 있다.

• 작약

작약은 미나리아재비과(Ranunculaceae) 식물인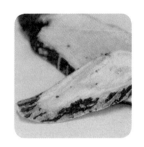
작약(Paeonia lactiflora Pall.)의 뿌리이다. 작약은
보혈(補血) 및 화혈(和血) 작용이 있어 간혈 부족으
로 인한 생리불순이나 자궁 출혈을 다스리고, 양
혈(養血) 및 유간(柔肝) 작용이 있어 간양상항(肝陽
上亢)으로 인해 나타나는 어지럼증, 이명, 붉은 얼굴, 안구 충혈과 화를 잘 내
는 증상에 사용된다. 또한 근육강직으로 인해 팔다리가 당기는 증상과 복통
에도 쓰인다.

약리 효과로는 중추신경 억제 작용이 있어 진정 및 진통 작용이 있고, 위장
과 평활근의 억제 작용과 위산 분비 억제 작용이 있으며, 간 기능 보호 효과
가 있다. 또한 혈관 확장 효과가 있어 가벼운 혈압 강하 효능이 있다.

갑상선 질환에 작약을 사용하는 경우는 스트레스로 인해 간의 기운이 울
결(鬱結)되었을 때로, 간을 풀어주고 혈액순환을 촉진하기도 한다. 또한 위
산 분비를 억제하여 갑상선 질환에 많이 있는 위 기능 저하에도 효능이 있다.

• 숙지황

숙지황은 현삼과에 속하
는 지황(Rehmannia glutinosa
Liibosch. var. purpurea Mak.)
의 뿌리를 쪄서 말린 것이
다. 숙지황은 보혈 기능이

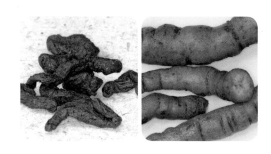

있어 빈혈이나 여성의 생리 불균형에 많이 쓰이고, 간신음허(肝腎陰虛)로 인해
허리와 무릎이 시리고 약할 때 사용된다. 또한 눈이 침침하거나 이명, 발기부
전, 성기능 저하 등이 있을 때 사용할 수 있다.

약리 효과로는 강심 및 이뇨 작용, 혈당 강하, 간 기능 보호, 항균, 항암 및
지혈 작용, 부신피질 위축 방지 등이 있다.

갑상선 질환에서 숙지황은 갑상선호르몬, 부신호르몬 및 성호르몬 기능
이 함께 저하되어 있을 때 사용하면 효과가 있다. 또한 신장 기능이 저하되어
소변에 문제가 있거나 성기능 저하가 생겼을 때도 사용된다. 당귀, 작약, 숙
지황과 천궁을 포함시켜 사물탕을 제조할 수 있는데, 이는 보혈 기능이 있어
혈허(血虛)로 인한 모든 증상에 처방할 수 있다.

숙지황을 사용할 때는 생지황을 막걸리나 청주에 9번 찌고 말리는 과정을
반복해야 한다. 이 과정은 쉽지 않지만, 이러한 법제 과정이 제대로 이루어지
면 숙지황의 효능이 신장과 골수까지 도달할 수 있어 치료에 많은 도움이 된
다.

• 하고초

하고초는 꿀풀과의 꿀풀(Prunella vulgaris var. aleutica, Prunella vulgaris var. asiatica, Prunella vulgaris var. lilacina for. albiflora)의 지상부이다. 하고초는 간기(肝氣)를 맑게 하고 울결(鬱結)을 풀어주며, 나력(瘰癧), 영유(癭瘤), 급성 유선염, 두통, 신경성 고혈압 등에 효과가 좋다.

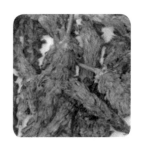

약리 효과로는 혈압 강하, 혈관 확장, 항염, 면역력 강화 등이 있다.

하고초는 갑상선기능항진증으로 인한 목의 결절이나 부종에 그리고 스트레스로 생기는 간 기능 저하에 효과가 있어 사용된다.

• 황련

황련은 미나리아재비과의 여러해살이풀 황련(Coptis chinensis Franch)의 뿌리줄기이다. 황련은 청열조습(淸熱燥濕)과 사화해독(瀉火解毒)의 효능이 있어 열을 내리고 해독하는 데 효과적이다. 항염 기능이 있어 위염, 장염 등에 효과가 있고, 심화

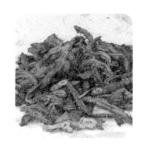

(心火)를 내려주므로 가슴 속이 답답하면서 불편하여 잠을 이루지 못할 때

많이 쓰인다.

황련에는 베르베린(berberine)이라는 성분이 있는데, 이는 강한 항균 작용을 보이며 혈관 확장 작용이 있어 혈압을 내리는 데 도움이 된다.

황련은 갑상선기능항진증으로 심장박동이 증가하거나, 상열감으로 얼굴이 붉어지거나, 불안증이 있는 경우에 효과가 있고, 피부염에도 많이 사용된다.

• 복령

복령은 구멍장이버섯과의 복령(Poria cocos Wolf.)의 균핵을 건조시킨 것이다. 소나무의 신령(神靈)한 기운이 땅속에 스며들어 뭉쳐져서 생긴 것이라는 말도 있고, 주먹 크기의 복령을 차고 다니면 모든 귀신과 재앙을 물리친다고도 한다. 복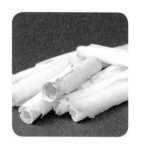
령은 삼습이수(滲濕利水)와 익비화위(益脾和胃)의 효능이 있어 이뇨 작용으로 소변을 잘 보게 도와주고 소화 기능을 향상시켜 준다.

약리 효과로는 이뇨, 항균, 혈당 강하, 심장 수축력 증가, 면역 증강, 항종양 및 장관 이완 작용이 있다.

복령은 갑상선기능저하증으로 수분 대사가 저하되었을 때 도움이 되고, 복령의 단백질, 다당질 등 성분이 면역력 강화에 효과가 있어 자가면역질환인 갑상선 질환을 치료하는 데 많은 도움이 된다.

• 백출

백출은 국화과 식물인 백출(白朮, Atractyloades macrocephale Koidz.)의 뿌리줄기이다. 백출은 건비(健脾)의 효능이 있어 비위(脾胃)의 기능 저하로 인해 밥을 잘 먹지 못하거나 얼굴이 누렇게 되는 경우에 효과가 있다. 또한 조습이수(燥濕利水)의 효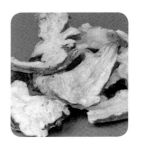능으로 장이 잘 움직이지 않아 대변이 묽어지거나 설사가 날 때 효과가 좋다.

백출을 쓸 때는 쌀뜨물에 몇 시간 동안 담근 후 말려서 사용해야 백출의 아릿한 정유 성분을 날릴 수 있다.

백출은 갑상선 질환으로 생기는 소화기 질환, 위염, 식도염, 소화 기능 저하, 설사 등에 많이 처방된다. 갑상선기능저하증에서는 수분이 정체되어 몸이 붓고 소화가 잘 안 되는 증상을 호전시키고, 갑상선기능항진증에서는 지나치게 빨리 대장이 움직이는 장관의 흥분 증상을 가라앉히는 데 도움이 된다. 이와 함께 면역 기능을 상승시키는 효과가 있어 자가면역질환에 많이 쓰인다.

• 대추

대추는 갈매나무과 대추나무(Zizyphus jujuba Mill var. inermis Rehder)의

열매이다. 대추는 비(脾), 위(胃), 심(心)과 폐(肺)를 보(補)하는 작용이 있다. 비위(脾胃)가 약해서 많이 피곤하거나 기운이 없고 식욕이 없는 경우에 도움이 된다. 또한 간을 보호하는 작용이 있고, 혈허 증상에 도움이 되며, 신경이 과민하거나 잘 놀래는

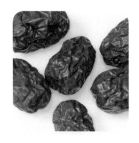

증상에도 효과적이다. 그리고 대추는 여러 다른 약재를 함께 조화시키는 효능이 있다.

갑상선기능저하증 환자가 어지럽거나 기운이 떨어지는 빈혈증을 보일 때 대추씨를 제거한 후 한 근 정도 끓이고 으깨서 복용하면 증상이 좋아진다. 또한 마음을 안정시키는 효능이 있어 갑상선기능저하증으로 생기는 불안증, 신경증, 불면증, 우울증 등에 쓰인다.

• 고삼

고삼(Sophora flavescens Solander ex Aiton)은 맛이 써서 '고(苦)'라는 글자를 사용하고 그 효능이 삼과 유사하여 '삼(蔘)'이라는 글자를 사용한다. 또한 뿌리의 모양에 따라 '도둑놈의 지팡이'라는 식물명을 갖고 있다. 이 약은 특이한 냄새가 있고 약성은 매우 쓰고 차다.

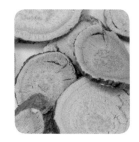

고삼은 하초습열로 인한 이질, 대하, 음부소양증, 피부 가려움증 등에 쓰이고, 방광열로 소변을 잘 보지 못하며 통증이 있을 경우 많이 사용된다.

고삼의 약리 효과로는 백혈구 감소증 치료, 항방사능 작용, 관상동맥 혈류량 증가, 심장근육 강화, 혈당 강하, 항종양, 항균 및 면역기능 억제 작용 등이 있다.

고삼을 갑상선 질환에 사용하는 이유는 자가면역질환인 갑상선 질환이 염증질환에 해당하므로 이의 치료에 효과적이기 때문이다. 하지만 고삼은 성질과 독성이 강해 그대로 사용할 수 없어 반드시 법제 과정이 필요하다.

고삼은 아홉 차례 찌고 말리는 작업이 필요한데, 이를 구증(九烝)이라 한다. 구증 과정에서는 법주나 고량주와 같은 높은 알콜 도수의 술에 고삼을 넣고 찌고 말리는 작업을 9번 반복한다. 이러한 과정에서 독성은 사라지고 제대로 된 약효만 남게 된다. 이 작업은 실제로 정성이 필요하며, 각 단계를 소홀히 할 경우 약효는 떨어진다.

• 제조

제조는 굼벵이과(Holotrichia 속 diomphalia, sauteri 과 Trematodes tenebrioides 등)의 유충(幼蟲)으로 간 기능 허손(虛損)에 효과가 있다. 제조는 자궁 흥분, 혈관 수축, 장관 억제, 오줌 내기, 심장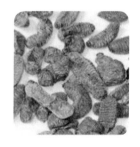

흥분, 혈액순환 개선 및 간 기능 강화 작용이 있고, 간경화로 발생하는 복수, 어혈, 출산 후 젖이 잘 나오지 않는 경우, 근육과 뼈가 손상되어 쑤시고 아픈 증상 등에 효과가 있으며, 염증성 피부질환에 외용제로 사용되기도 한다.

또한 갑상선호르몬의 생성에 문제가 있을 경우 제조를 잘 고아서 약재로 이용한다. 그 결과 간에 필요한 단백질 성분을 공급하면서도 항염증 약효가 있어 간 기능의 호전과 갑상선호르몬의 생성에 매우 효과적이다. 이 약재는 남성, 여성과 소아에게 모두 효과가 좋다.

하지만 이러한 특효에도 불구하고 제대로 된 법제 과정이 반드시 필요하다. 제조는 막걸리에 하루 동안 담가놓은 후 씻는 과정이 필요한데, 이를 5일 동안 반복해야 한다. 이후에 이를 다시 씻고 말린 후 약재로 사용한다. 제조는 머리와 발 부분에 강한 독성이 있기 때문에 제조에 있는 머리와 발 8개를 모두 제거해야 한다. 이와 같이 법제 과정을 반복해야 하므로 정성 없이 진행될 경우 약효를 기대하기가 어렵다. 갑상선 치료에서는 처방도 중요하지만 이렇게 정성스러운 법제 과정이 필요하다.

• 자초

갑상선 치료 약재로 자초(紫草)가 있다. 자초근 (紫草根)은 지치과(Borraginaceae)에 속하는 지치 (Lithospermum Erythrorhizon Sieb. Et zucc.)의 뿌리

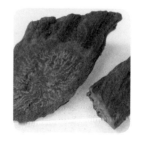

이다. 이를 봄 또는 가을에 캐어 줄기를 잘라버린 후 뿌리만을 물에 씻어 햇볕에 말려 사용한다.

자초는 항생 및 피임 작용이 있다고 하며, 흰 생쥐에게 지치를 먹여 실험한 결과 뇌하수체 성선자극호르몬과 융모막성 성선자극호르몬에 대한 억제 작용이 뚜렷하게 보였다고 한다. 이외에 항염 효능이 있어 여러 피부염에 치료 효과가 있고 다양한 암에도 효능이 있다고 알려져 있다.

자초는 염증이 정체되어 있을 때 몸을 순환시키면서 염증을 치료해준다. 특히 성호르몬을 억제하면서 항생 효과가 있다는 사실에 자초는 많은 주목을 받고 있다.

자초는 빈혈이 심하지 않은 여성의 자궁 질환이나 염증에 효과가 있고, 갑상선 질환이 있으면서 신장이나 자궁이 약한 경우에 효능이 있다.

• 통초

통초(通草)는 갑상선기능항진증에 쓰이는 한 약재로 항생 효과가 뛰어나고 염증을 가라앉히는 작용을 한다. 통초는 중국의 귀주성에서 나고 오가과에 속하는 통탈목(Tetrapanax papyriferus K. Koch)의 경수(莖髓)이다. 통탈목, 등칡줄기 또는 총초라 불리기도 하는데, 주로 9월 초에 생산된다.

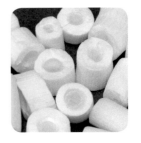

통초는 목질의 줄기가 아니라 목질 속에 들어 있는 '경수' 부분으로, 통초나무가 3년 이상 자라면 지상부를 베어 겉껍질을 제거하고 속심인 경수만 취하여 건조한다. 이때 채취된 그대로 건조한 것을 통초라 한다.

통초는 항염 작용이 뛰어나 갑상선염의 치료에 사용된다.

• 귀판

갑상선 치료 약재에 귀판(龜板, Testudinis Plastrum)이 있는데, 이는 남생이 배딱지를 의미한다.

귀판의 효능은 자음(滋陰), 잠양(潛陽), 보신(補腎)과 건골(健骨)이다. 다시 말하면 음(陰)을 보(補)하고, 항진된 양(陽)을 가라앉히며, 신장을 보

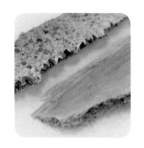

하고, 뼈를 튼튼하게 하는 작용을 한다. 이는 보음약(補陰藥)에 해당되는 약재로 과거 의학서적에서도 약효가 좋다고 적혀 있을 정도로 효능이 높다.

의학입문에 의하면 상갑(上甲, 등딱지)은 귀갑(龜甲)이라 하고 하갑(下甲, 배딱지)은 귀판(龜板)이라 하는데, 대개 음허(陰虛)와 식적(食積)으로 열이 나는 것을 치료한다.

또한 동의보감에서는 귀판이 보음(補陰, 음을 보함)과 속골(續骨, 뼈를 이음)의 효능을 보이고 어혈(瘀血)을 배출시키는 데 효과가 있다고 한다.

의학입문과 동의보감에 기술돼 바와 같이 귀판은 갑상선 질환에 효과가

있고 간과 신장 기능을 보할 수 있는 약재이다. 귀판을 쓸 때는 딱딱하므로 다른 약재와 함께 끓여 사용할 수 없다. 따라서 고압의 약탕기에서 하루 종일 고는 작업을 해야 귀판의 단백질 성분을 우려낼 수 있다. 이 단백질 성분은 갑상선 질환의 치료에 많은 효과가 있다.

• 별갑

별갑(鱉甲)은 자라(Trionycis Carapax)의 등껍질이다. 자라의 등껍질을 이른 봄이나 여름에 채취하여 말려서 쓴다. 생용 혹은 초초(醋炒, 식초에 볶아서)하여 사용한다.

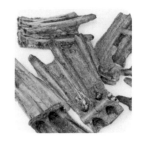

본초강목은 별갑을 다음과 같이 설명하고 있다. 복부의 징가(癥瘕), 적취(積聚)와 한열왕래(寒熱往來)를 치료하고, 뱃속이 결리고 비정상적인 조직이 발생하는 것을 제거하고, 음부(陰部)의 조직이 침식되는 증상, 치핵(痔核)과 나쁜 군살을 제거한다. 별갑은 자음청열(養陰淸熱)의 효능이 있다고 하는데, 이는 음(陰)을 보충하여 열(熱)을 내려준다는 말이다. 또한 연견산결(軟堅散結)의 효능이 있어 딱딱한 것을 풀어주는 역할을 한다.

별갑은 매우 양질의 고단백질을 함유하고 있다. 그리고 단백질의 구성 성분 중에는 체내에서 합성되지 않는 아미노산이 풍부하게 함유되어 있어 보양이 중심이 되는 치료에 효과적이다. 특히 별갑의 단백질 성분에는 골다공증과 관절염에 필수적인 무코단백질인 콘드로이친이 다량 함유되어 있다. 콘드로이친은 인체의 관절, 연골, 피부, 혈관벽 등에 소량 존재하지만 필수적인 생리활성화 물질로, 피부 미용, 심장질환 예방, 관절 강화 등의 효과가 있다. 이러한 별갑에 포함된 고단백질 성분은 갑상선 질환의 치료에 효과가 크다.

• 포공영

포공영(蒲公英)은 국화과의 여러해살이풀인 민들레(Taraxacum mongolicum Hand Mazz.)를 말린 것이다. 민들레는 열을 내려주고 해독의 효과가 있으며, 이뇨(利尿) 작용 및 울결(鬱結)을 풀어주는 효능이 있다. 또한 급성 유선염, 림프절염, 나력(瘰癧), 정독창종(疔毒瘡腫), 급성 결막염, 감기 발열, 급성 편도선염, 급성 기관지염, 위염, 간염, 담낭염, 요로 감염 등을 치료하는 데 쓴다.

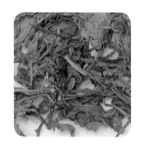

실제로 한약재들은 대부분 항염 및 항암 효능을 가지는데, 그 중에서 포공영은 일상에서 장복해도 큰 문제가 없을 정도로 약성이 순한 편이다. 따라서 민들레 뿌리, 꽃 등 전초를 말렸다가 차로 우려서 먹어도 되고, 나물로 무쳐 먹어도 좋으며, 민들레 커피를 만들어 먹어도 된다. 최근 연구 결과에 의하면 포공영은 위염, 자궁내막증, 유선염, 관절염 등에 효과가 있다고 한다.

포공영은 갑상선 질환의 치료에 효과적이고 갑상선암 수술 후 암의 재발 방지를 위해서 차처럼 우려 마시면 도움이 된다. 하지만 너무 많은 양을 끓이면 속이 쓰릴 수 있으므로 소량씩 끓여서 조금씩 복용하는 것이 좋다.

• 황약자

황약자(黃藥子)는 마과(Dioscoreaceae)에 속하는 다년생만성초본(多年生蔓性草本)인 둥근마(Dioscorea bulbifera L.)의 괴경(塊莖)으로 우리나라 전국의 산야에 자생한다.

황약자의 성질은 쓰고(苦) 차며(寒) 무독하다. 이는 해독산결(解毒散結), 량혈지혈(涼血止血), 지해평천(止咳平喘) 등의 효능이 있어 영류결종(瘿瘤結腫), 창옹나력(瘡癰瘰癧), 인후종통(咽喉腫痛) 등의 병증에 사용한다. 즉 해독으로 굳은 것을 풀어주고, 혈액을 시원하게 하며, 기침을 가라앉게 하는 등의 효능이 있어 영류결종(瘿瘤結腫, 덩어리나 혹), 즉 갑상선종에 응용할 수 있다.

황약자는 술에 한 번 쪘다가 말려서 사용하고 하고초, 해조, 곤포 등의 약재와 배합하여 처방한다. 또한 황약자에 해조, 백화사설초, 의이인 등을 배합하여 식도암, 위암, 간암, 직장암 등 각종 암을 치료하기 위해 처방하기도 한다. 특히 갑상선종을 다스리는 데 효과가 있다. 하지만 황약자는 맛이 쓰고 차가운 성질이 있으므로 소화 기능이 약한 사람이나 대변이 무른 사람에게는 적당하지 않다.

• 선인장

선인장과 식물 선인장(Opuntia dillenii Haw.)의 과실로 맛이 달고 성질은
차다.

선인장은 행기활혈(行氣活血)과 청열해독(淸熱解毒)의 효능이 있어 열을 내
리고 진정시키며, 비(脾)를 보양하고 위를 튼튼하게 하며, 다리에 힘이 생기게
한다. 만성 설사와 만성 이질을 치료하고 인후통, 화상, 혈변, 궤양, 어린이
급성 경풍 등에 효과가 있다.

선인장의 약리는 열을 빼주고 폐를 윤택하게 해주는 것이다. 열이 난다는
것은 몸에 압력이 생기거나 체내에서 소모되는 것에 비해 쌓이는 것이 많다는
의미이다. 선인장은 체내에 쌓이는 것을 순환시키는 효능으로 압력을 낮추거
나 체적(滯積)을 배출시켜 열을 내려준다. 열이나 압력 수위를 조절할 수 있기
때문에 폐를 윤택하게 하고 위장의 팽만감을 해소하거나 혈압을 낮출 수 있
다. 또한 외치용으로 습진에 쓸 수도 있고 갈아서 짠 생즙은 천식에 효과가
있다. 많이 써도 부작용이 별로 없기 때문에 별다른 주의사항 없이 쓸 수 있
다.

선인장은 폐의 기능을 보충해주고 약재들의 성질을 조화시킨다는 특징을
갖고 있기 때문에 갑상선 질환의 치료에 효과적이다. 갑상선기능항진증과 저
하증을 치료하거나 갑상선암 수술 후에 효과가 좋다.

• 공진단

갑상선 질환의 치료에 공진단은 탁월한 효과가 있다. 이는 사향, 당귀, 녹용, 산수유 등의 약재로 구성된다. 이들을 씻어서 말린 후 미세분말로 만들고, 이를 법제한 꿀과 사향을 넣은 후 섞어 빚어서 완성한다. 이와 같이 오랜 기간 정성으로 만들어진 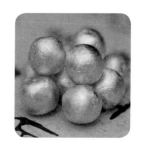 공진단은 간의 해독에 탁월한 효능이 있고 간 및 심장 기능과 호르몬 기능 개선에도 도움이 된다. 이렇게 효능이 뛰어나 갑상선 질환에 쓰이고 치료 효과가 높은 것으로 알려져 있다.

• 진액고

갑상선 질환의 치료에 진액고를 사용하면 효과가 뛰어나다. 갑상선 질환에 특효가 있는 많은 한약재와 녹용, 홍삼, 제조, 구인, 오공 등의 동물성 한약재를 100일 이상 고아 만드는 '환' 종류의 한약이다. 진액고는 장기간 고아서 약재의 성분이 호르몬과 같은 수준으로 서로 뭉쳐져 있어 복용 시 흡수력이 뛰어나고 갑상선 질환과 같은 자가면역질환에 효과적이다. 이는 '공진단'처럼 뛰어난 약효를 갖고 있으며, 체내 흡수율이 높아 치료 효과가 좋다. 약재의 성분과 단백질 공급 능력으로 장내 면역력의 개선을 통해 갑상선 질환의 치료에 많은 효과를 보인다.

법제 과정의 필요성과 중요성

갑상선 한방치료는 우리 몸을 전체적으로 바라보면서 환자의 갑상선에 병이 온

원인을 진단해 한약 처방을 한다고 했다. 그렇다면 한약 처방은 다 같은 처방으

로 만들어지는가? 그렇지
않다. 근본적인 발병 원인
에 맞는 처방이라 환자마
다 다르다. 이처럼 환자에
게 맞는 처방이 중요하다.
한약 처방보다 더 중요한

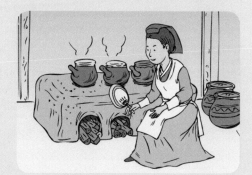

것이 쓰이는 약재들이다. 단순한 한약재들은 그대로 쓸 수 있지만 약효가 특별

한 약재들은 법제라는 과정이 필요하다. 이는 단순하지 않고 절차도 까다로워 처

방에 포함시키길 꺼리는 경우도 있다. 하지만 약효가 정말 뛰어난데 어떻게 쓰지

않을 수 있는가?

숙지황, 고삼과 만삼은 법제 과정을 거쳐야 약효가 뛰어나다. 이들은 술에 9번

찌는 과정을 반복해야 한다. 제조는 막걸리에 5번 법제하는데, 제조에 붙어 있는

머리와 발을 일일이 제거해줘야 한다. 용안육은 9번 찌고 말리는 작업을 반복한

다. 창출과 백출은 쌀뜨물에 찌는 작업이 필요하다. 두충, 구척, 후박 등과 같이

목질부나 뿌리줄기 부위를 쓰는 약재들은 한 번씩 술에 찌는 작업을 한 후 사용

해야 약재의 독성이 사라지고 물에 끓일 때 약재의 효능을 최대한 우려낼 수 있다. 또한 박하, 신이, 형개 등 향이 있는 약재들은 달이는 과정에서 약재 성분이 쉽게 날아갈 수 있기 때문에 후전(後煎, 약재를 시기적으로 다르게 넣고 끓이는 작업)하여 끓이는 작업을 한다. 약재의 향을 보존하고 약효를 최대한 나타내게 할 수 있기 때문이다.

한편 한약을 달일 때는 초탕(첫 번째 달이는 작업) 후에 나온 약물을 재탕(두 번째 달이는 작업) 후에 나온 약물과 합하는 작업을 한 다음, 이 둘을 섞어 다시 졸이는 작업을 한다. 이렇게 하면 최상의 약효를 가진 한약을 만들 수 있다. 이와 같이 약재들을 수차 법제하면서 달이는 과정은 쉽지 않다. 단순히 모든 약재들을 약탕기에 넣고 끓여 한 번에 한약을 뽑아내는 쉬운 방법을 선택할 수도 있다. 하지만 정성과 노력으로 달여진 한약이 진정한 치료 효과를 낼 수 있기에 지금도 미련스럽지만 이를 고집하고 있다.

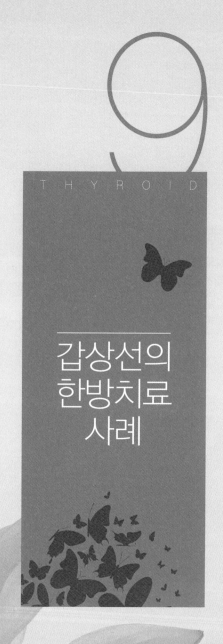

THYROID

9

갑상선의
한방치료
사례

이 장에서는 갑상선 질환에 한방치료를 받아 치료된 사례를 소개한다. 특히 갑상선 질환에 한방치료가 적극 권장되는 이유를 중심으로 설명한다. 불편한 증상들이 있지만 치료되지 않아 힘들어하는 환자의 치료 사례를 소개하여 왜 갑상선 한방치료가 필요한지를 보여준다.

갑상선 질환을 초기와 만성이 된 경우로 나눠 갑상선기능저하증과 항진증, 불현성 갑상선 질환, 임신과 갑상선, 갑상선암 수술 후 증상 치료 등과 관련한 한방치료 사례를 소개한다.

• 갑상선 질환이 초기 상태라면

갑상선기능저하증이 초기일 때 바로 신지로이드를 복용하게 되면 환자 본인의 갑상선호르몬 생성 기능이 점점 퇴화되기 쉽고 약물을 장기간 복용해야 할 수도 있다. 또한 갑상선호르몬제를 오랜 기간 복용하면서 부작용을 겪을 수도 있다. 담즙울체(膽汁鬱滯)가 나타나 체내에 콜레스테롤이 많이 생성될 수 있고 혈전(血栓)이 생길 가능성이 높아 울혈성 심부전으로 이어질 수 있다. 또한 만성적인 우울증이나 기력 저하 등이 생길 가능성이 높다.

갑상선 기능이 저하되면 간이나 장의 기능이 같이 떨어지기 때문에 대사 기능이 떨어지면서 소화효소 분비도 함께 저하된다. 이와 달리 갑상선 기능이 항진되면 간과 위의 기능이 항진되므로 식사량이 늘면서 위산이 많이 분비되어 역류성 식도염이 생길 수 있다. 이러한 갑상선 질환을 치료하기 위해서는 간, 위, 대장 등의 기능을 개선하고 갑상선호르몬과 소화 호르몬의 균형적인 분비를 돕는 한방치료를 해야 한다. 이는 갑상선 질환으로 발생하는 제반 증상을 함께 치료할 수 있기 때문에 효과가 높다.

갑상선 질환 초기에는 호르몬 불균형이 나타난 지 얼마 되지 않기 때문에 한방치료만으로도 쉽게 좋아질 가능성이 높다. 발병 초기이지만 갑상선호르몬 수치가 나쁜 경우에는 갑상선호르몬제와 한약을 동시에 복용하면서 치료한다.

치료 사례 1   30대 중반의 여성으로 갑상선기능저하증과 함께 위염, 역류성 식도염과 변비를 동반하였다. 또한 자궁의 기능이 좋지 않아 여성질환도 같이 있었다. 이 환자는 속 쓰림과 소화장애로 식사를 잘 못하여 갑상선과 자궁을 치료하는 데 어려움이 있었다. 사실 비위 기능이 오랫동안 좋지 못해 영양분이 제대로 흡수되지 않고 호르몬이 부족한 상태였다.

치료 약재

백출, 복령, 당귀, 천궁, 숙지황, 진피, 작약, 사삼, 맥문동, 죽여, 상심자, 제조, 구판, 녹용, 형개, 소엽, 길경, 인삼, 황련, 산약 등

치료 결과

먼저 소화 기능을 회복시키기 위해 위장 기능을 개선하고 식도의 염증을 치료하였다. 소화 기능이 회복되어야 약물 흡수력이 높아지기 때문이다. 이후 체내 순

환을 높여주고 호르몬의 기능을 회복시킬 수 있는 치료를 하였다.

환자는 갑상선호르몬제 0.5mg을 복용하고 있었는데, 약 2달 치료하면서 복용하던 갑상선호르몬제를 중단할 수 있었고 갑상선호르몬 수치도 정상으로 돌아왔다. 위염과 식도염이 있었기 때문에, 이를 치료하지 않았다면 갑상선 치료는 효과가 없었을 것이다. 이에 비위 기능과 대장 기능을 회복시키는 치료 과정이 선행되면서 갑상선 치료가 진행되었다.

치료 사례 2

40대 초반의 여성으로 육아와 직장을 병행하면서 스트레스가 많은 경우였다. 감기에 걸린 후 갑자기 고열과 목의 통증이 생겨 검사를 받았는데, 아급성 갑상선염을 진단받았다. 또한 초음파검사에서 갑상선에 물혹이 발견되었고 상태가 갑상선기능저하증으로 진행될 가능성이 있어 10개월 정도 치료가 필요하다고 진단받았다. 특히 목의 통증으로 스테로이드를 복용하면서 어지러움과 두통이 심했다고 했다. 그리고 귀에서 통증을 느끼고 물이 차는 듯한 느낌이 있어 힘들다고 했다. 이에 한 달간 스테이로이드와 소염제를 복용하였지만 몸이 붓는 부작용이 생기고 스테로이드를 끊으면 다시 통증이 생긴다고 했다.

치료 약재

숙지황, 산약, 당귀, 천궁, 금은화, 길경, 사삼, 패모, 지각, 제조, 현호색, 결명자, 구척, 녹용, 자초, 감초, 생강, 대조, 우방자, 복분자, 강활, 자완 등

치료 결과

한방치료를 시작하면서 2주만에 스테로이드 없이 목의 통증, 두통 등이 사라졌다. 한약을 단기간 복용한 후 두통, 어지러움, 몸살 등이 사라지고 갑상선염은 더 이상 진행되지 않았다. 면역기능을 회복시키는 치료를 중심으로 진행하여 단기간에 효과가 나타난 환자였다. 또한 환자의 면역기능이 치료에서 얼마나 중요한지를 보여준 사례였다.

• 갑성선 질환이 오래된 경우라면

• 갑상선기능저하증

갑상선호르몬제를 복용하여 갑상선호르몬 수치는 정상이 되었지만 원인 모를 불편한 증상들이 생기는 경우에 해당된다. 생리 불균형, 소화불량, 변비, 설사, 탈모, 모발 가늘어짐, 심계항진, 우울증 등이 주로 나타나는데, 이러한 증상들은 한의학적인 관점에서 진단한 후 환자의 발병 원인을 찾아 치료한다면 충분히 개선될 수 있다.

갑상선호르몬제를 복용하면서 한방치료를 병행할 수 있으며, 이 경우 한방치료를 단기간 받더라도 불편해하던 증상들이 상당히 해소될 수 있다. 또한 한방치료를 중지하지 않고 충분한 시간을 갖고 진행한다면 갑상선기능저하증은 완치되고 불편한 증상들에서 벗어날 수 있다. 다음은 갑상선 한방 치료를 통해 갑상선기능저하증뿐만 아니라 동반된 여러 불편 증상들이 함께 치료된 사례들이다.

치료 사례 1 2007년부터 하시모토 갑상선염과 갑상선 결절(1.3cm, 1.6cm)을 갖고 있는 30대 중반의 여성으로, 갑상선호르몬 수치가 떨어져 있었고 조금만 걸어도 숨이 차는 증상으로 힘들어했다. 이와 함께 다리에 근육통이 있고 불규칙한 월경과 탈모를 겪고 있었다. 또한 소화가 잘 안 되고 대변도 3~5일에 한 번 볼 정도로 변비 증상도 심했다. 특히 잇몸 염증과 함께 얼굴이 붓고 피곤함을 늘 느껴 일상이 힘들다고 호소하였다.

갑상선호르몬 수치는 T3: 94.4, FT4: 0.642, TSH: 23.8였고 2년간 신지로이드 0.15mg을 복용하고 있었다. 내원 당시 항마이크로솜 항체(anti-microsome antibody) 수치가 718이었으며, 여러 불편한 증상들로 힘들어하고 있었다.

치료 약재

당귀, 천궁, 하수오, 작약, 숙지황, 진피, 사인, 형개, 구인, 산수유, 맥문동, 감국, 길경, 사삼, 백출, 창출, 지모, 치자, 복령, 구판, 별갑, 녹용, 웅담, 오미자, 어성초, 대조, 생강 등

치료 결과

한약 치료와 침 치료를 병행하면서 약 1년 2개월 정도 치료가 진행되었다. 3개월 단위로 갑상선호르몬 수치를 측정하면서 신지로이드 용량을 점차 줄일 수 있을 정도로 치료가 효과적이었다. 또한 척추가 다소 틀어져 척추교정도 함께 하였다. 환자는 혈허(血虛), 비위 기능 저하, 여성호르몬 저하 등이 있어 보혈(補血), 보비(補脾)와 보기(補氣)를 위한 약재와 자궁을 보하는 약재를 처방하여 치료하였다.

치료를 시작한 지 3개월만에 불편해하던 증상들이 모두 사라지고 초음파검사 결과 갑상선 결절의 크기도 0.5cm로 줄었다. 환자의 치료 의지가 남달라 운동과 식사 조절도 열심히 하였고 갑상선 완치 판정을 받은 후에도 관리 차원에서 하루 1차례씩 3개월간 한약을 복용하였다. 이후 갑상선호르몬 수치를 꾸준히 정상으로 유지하고 있었다. 또한 치료기간 동안 임신을 준비하였고 임신에 성공할 수 있었다. 현재 임신 7개월 상태로, 이상 증상 없이 출산을 준비하고 있고 갑상선호르몬 수치도 정상을 유지하고 있다.

치료 사례 2

30대 초반의 여성으로 갑상선기능저하증과 여러 개의 갑상선 결절이 있었다. 특히 갑상선의 크기가 2배 정도 큰 상태였다. 마이코플라스마(mycoplasma), 유레아플라스마(ureaplasma) 등의 질염이 반복적으로 생겼고 방광염과 편도염으로도 힘들어하고 있었다. 항생제를 3개월 이상 복용하였지만 치료되지 않아 추가로 항생제 주사를 1주단위로 맞았는데, 해당 균이 사라지지 않았다. 이와 같이 면역기능이 극도로 저하되어 있기 때문에 갑상선 기능이 저하되고, 이외 여러 증상들이 반복된 경우였다.

치료 약재

당귀, 천궁, 작약, 숙지황, 맥문동, 백출, 향부자, 포공영, 황련, 황금, 치자, 제조, 소회향, 길경, 사삼, 복령, 파고지, 대조, 생강, 복분자, 결명자, 맥아 등

치료 결과

환자는 간, 신장과 자궁의 기능이 저하된 상태에서 면역력 저하로 인해 체내에 염증이 심하게 발생한 경우였다. 먼저 염증을 해소하는 치료를 진행하면서 혈액을 보충하고 간과 자궁을 순환시키는 치료를 하였다. 또한 체내 호르몬의 균형을 돕는 치료를 6개월 정도 진행하여 갑상선이 정상으로 돌아왔고 제반 증상들이 모두 정상으로 회복되었다. 특히 한약 치료 15일 후 질염검사에서 고질적인 질염을 유발한 세균들이 사라진 것이 확인되었다. 환자의 생리와 면역력을 위해 한 달 반 동안 추가로 치료하였는데, 치료 효과가 좋아 얼굴의 염증도 사라졌다.

치료 사례 3 20대 초반의 여성으로 갑상선기능저하증이 있는 상태에서 편도염을 6개월째 앓고 있었는데, 항생제를 맞으면 낫지만 반복적으로 재발하고 통증과 열로 힘들어하고 있었다. 또한 갑상선 결절로 인해 목의 이물감과 함께 통증도 있는 상태였다. 직장생활로 스트레스를 많이 받고 있었고 잦은 야근으로 체력 저하가 있으면서 몸에 부종도 많이 생겼다. 환자는 편도의 크기가 다소 큰 편이었고 비염도 같이 있었다. 또한 면역력 저하로 알레르기 증상도 심했으며, 생리량이 적고 생리통도 심한 상태였다.

치료 약재

작약, 맥문동, 천궁, 당귀, 시호, 치자, 목단피, 황련, 지모, 황백, 도갱, 금은화, 우방자, 길경, 현삼, 자완, 숙지황, 만삼, 지각, 구판, 별갑, 구인, 결명자, 신곡, 향부자 등

치료 결과

갑상선호르몬을 정상으로 회복시키기 위한 치료를 하면서 목 부위 염증을 가라앉히는 치료와 목 부위 임파절 순환을 돕는 치료를 함께 진행하였다. 치료 초기에 환자의 목 통증이 심해 항생제를 병행하면서 치료하다, 이후 용량을 서서히 줄였다. 또한 한약 이외에 목에 뿌리는 한약재 스프레이를 사용하여 치료 2개월 만에 목의 통증이 사라졌다. 그리고 면역력을 올려주는 치료를 하여 비염 및 알레르기 증상이 좋아졌다. 생리통 증상을 해소하기 위해 자궁과 하지 순환을 돕는 치료를 진행하였다. 몸의 부종, 피곤, 생리불순 등의 증상은 치료 4개월 이내에 모두 해결되었다.

• 갑상선기능항진증

갑상선기능항진증으로 항갑상선제를 오래 복용했지만 갑상선호르몬의 수치 조절이 잘 안 되는 경우에는 갑상선 수술이 권유되기도 한다. 하지만 이를 받기 이전에 한방치료를 적극 고려해볼 필요가 있다. 한약 치료를 통해 갑상선기능

항진증이 개선되는 경우가 많아 갑상선 수술 없이 치료될 수 있기 때문이다.

갑상선 한방치료에서는 갑상선기능항진증을 일으킨 원인을 진단한 후 환자의 장부 상태와 질환의 원인에 따른 한약 처방으로 치료를 진행한다. 이러한 치료는 실제로 치료율이 높고 항갑상선제로 인해 발생 가능한 여러 문제에서도 벗어날 수 있다. 항갑상선제에는 간독성이 있는 성분들이 있어 장기간 복용할 경우 간독성, 백혈구 감소증, 혈소판 감소증, 백내장 등이 유발될 수도 있다는 연구 결과가 있다. 실제로 젊은 나이에도 불구하고 항갑상선제 장기 복용 후 백내장 수술을 받은 환자도 있었다.

갑상선기능항진증은 지나친 업무량으로 스트레스를 받는 직장인들에서 많이 나타나고, 식사를 제대로 못해 영양 섭취가 떨어지고 스트레스를 많이 받는 학생들에서도 발생한다.

치료 사례 1 40대 초반의 남성으로 갑상선 중독증으로 메티마졸을 1년 정도 복용하고 있었다. 환자의 갑상선은 초음파상으로 불균일하고 거칠어 보였고 갑상선 양쪽에 다발성 낭종이 있었다. 항갑상선제를 약 1년간 복용한 후 갑상선호르몬 수치가 정상으로 회복되었으나, 치료 중단 후 재발되어 메티마졸을 40mg으로 늘려 복용하였지만 갑상선호르몬 수치가 회복되지 않아 수술을 계획하고 있었다. 환자는 체중 감소와 역류성 식도염이 있었고 간 수치도 정상보다 높았다. 또한 대변이 묽고 성기능도 저하된 상태였다. 그리고 피부 가려움증과 함께 땀을 많이 흘리는 증상이 있었고 판막 기능 저하로 심장의 기능도 많이 저하되어 있었다.

치료 약재

당귀, 천궁, 시호, 치자, 반하, 목단피, 숙지황, 산수유, 상심자, 상백피, 토사자, 하수오, 제조, 구인, 육종용, 소회향, 백출, 복령, 인삼, 오공, 작약, 자초 등

치료 결과

심장, 간, 신장과 대장의 기능이 모두 떨어져 있어 우선 위와 대장의 기능을 회복시켜 소화 기능을 향상시켰다. 이후 심장의 열을 내리고 간 대사를 촉진하여 피부염, 상열감, 땀 과다 분비 등의 증상을 개선시켰다. 그리고 성호르몬 및 부신호르몬 분비를 회복시키고 갑상선호르몬의 정상적인 분비를 돕는 치료를 진행하였다. 많은 증상으로 치료가 쉽지 않을 것으로 예상하였지만 환자의 치료 태도와 의지 때문에 빠르게 치료될 수 있었다.

치료 사례 2 30대 여성으로 갑상선기능항진증과 탈모가 있었고 갑상선이 부종으로 커져 있었으며, 안구 돌출이 있었다. 발병 초기에는 살이 많이 빠졌으나, 항갑상선제를 복용하면서 체중이 늘었고 가려움증도 있었다.

환자 직업의 특성상 밤에 일을 해야 하는 이유로 생활이 불규칙하여 치료가 쉽지 않은 경우였다. 갑상선 질환 이전에 면역력 저하로 대상포진도 앓았고 방광염도 있는 상태였다.

치료 약재

숙지황, 산약, 산수유, 복령, 목단피, 택사, 황약자, 별갑, 감국, 소엽, 패모, 사삼,

당귀, 천궁, 생강, 대조, 구척, 자초, 두충, 진액고 등

치료 결과

간과 신장의 순환을 도와주는 치료와 함께 면역력을 높여주는 치료를 하였다. 또
한 탈모를 개선시키기 위해 두피에 약침 치료를 병행하였다. 치료가 진행되면서
머리카락이 덜 빠지고 갑상선 부종과 안구 돌출이 서서히 개선되었다. 사실 갑상
선 부종과 안구 돌출은 치료가 쉽지 않기 때문에 치료 과정에서 좋아졌다 나빠졌
다가 반복되었다. 이는 환자가 밤에 일을 하는 직업 특성에 따른 결과로, 일이 힘
들면 이러한 증상들이 다시 나빠지곤 했다. 하지만 치료가 진행되면서 갑상선 부
종과 안구 돌출이 많이 개선되었고 갑상선호르몬 수치도 회복되었다. 피부염은 쉽
게 완치되지 않았지만 연고를 바르지 않아도 생활이 가능할 정도까지 치료되었다.

치료 사례 3 30대 후반의 여성으로 갑상선기능항진증 때문에 3년 동안 항갑상선
제를 복용하던 중 내원하였다. 항갑상선제의 복용 용량은 적은 편이
었지만 장기간 복용하고 있었는데, 갑상선호르몬 수치가 쉽게 정상으로 회복
되지 않았다. 항갑상선제를 1년 반 동안 복용한 후 갑상선호르몬 수치가 정
상 수준에 근접하였을 때 목의 부종을 치료하기 위해 신지로이드 0.5mg을 추
가로 복용하였다. 하지만 갑상선호르몬 수치가 높아지고 목의 부종은 오히려
악화되었으며 여드름이 심해졌다. 다른 병원으로 옮긴 후 다시 메티마졸을 복
용하기 시작했는데, 목의 부종과 얼굴의 여드름이 가라앉지 않았다. 환자는
비염이 심한 편이었고 얼굴에 부종과 함께 목의 통증도 있었다.

치료 약재

당귀, 천궁, 작약, 숙지황, 제조, 오공, 해조, 산약, 산수유, 하수오, 용안육, 복령, 진피, 사인, 소엽, 구판, 별갑, 녹용, 우각 등

치료 결과

갑상선호르몬의 과다 분비를 치료하고 염증을 가라앉히는 치료를 진행하여 피곤을 비롯한 갑상선기능항진증의 증상들이 개선되었지만, 피부의 여드름은 좀처럼 해결되지 않았다. 이에 환자의 상태를 순환 부족과 혈허(血虛)로 보고 처방을 보약으로 바꿨다. 그 결과 항염 효과가 있는 약물로 치료되지 않던 여드름이 가라앉기 시작했고 부종으로 튀어나온 목이 들어가기 시작했다. 또한 갑상선호르몬 수치도 안정을 찾아 정상 범위로 회복되었다.

치료 사례 4 30대 초반의 여성으로 갑상선기능항진증과 함께 등과 두피에 지루성 피부염 그리고 얼굴에 여드름이 있었다. 항갑상선제를 복용하면서 피부염 치료를 위해 항생제, 피지 분비 억제제와 항히스타민제를 복용하였다. 하지만 피부염과 여드름은 좋아지지 않았다. 환자는 탈모, 소화장애, 설사 등의 증상과 함께 불면증과 우울증으로 괴로워하고 있었다. 이에 정신과 치료를 계획하고 있었지만 한방치료로 전환하였다.

치료 약재

작약, 백출, 창출, 복령, 형개, 치자, 지모, 황백, 구기자, 산수유, 결명자, 소엽, 어

성초, 화피, 산조인, 백자인, 용안육, 숙지황, 제조, 하고초, 의이인 등

치료 결과

한방치료를 통해 갑상선호르몬 수치가 정상으로 회복되면서 설사 증상이 먼저 사라졌다. 소화장애 증상이 많이 좋아지면서 식사량이 조금씩 늘어나기 시작했다. 영양분 섭취가 늘면서 갑상선의 기능이 더욱 좋아졌다. 또한 두피 염증이 줄면서 탈모도 많이 개선되었고 얼굴 부위에 많던 화농성 여드름도 사라져갔다. 특히 환자가 가장 힘들어하던 우울증과 불면증이 해소되어 치료 결과는 상당히 좋은 경우에 해당된다. 또한 환자의 장내 면역기능을 위해 100가지 이상의 약재를 발효시킨 한약을 처방하였고 여드름과 두피 염증을 치료하기 위해 약침 치료도 진행되었다.

치료 사례 5
50대 초반의 남성으로 갑상선기능항진증으로 피로감, 소화장애, 복부 팽만감, 두통, 대변불리(大便不利)의 증상이 있었다. 환자는 1998년 피곤으로 병원 진단을 받던 중 간 수치가 높다는 사실을 알게 되어 치료를 받았지만 쉽게 개선되지 않고 있었다. 또한 갑상선기능항진증으로 메티마졸을 하루 10mg씩 복용하고 있었다.

치료 약재

작약, 천궁, 당귀, 숙지황, 치자, 목단피, 하고초, 연자육, 상심자, 제조, 황기, 생강, 대조, 포공영, 산수유 등

치료 결과

한약 치료 결과 갑상선기능항진증이 많이 개선되었고 간 수치가 떨어졌다. 대학병원에서 치료받을 때는 간 수치가 개선되지 않았고 그 이유도 알 수 없었다고 한 경우였다. 하지만 한약 복용 이후로 간 수치가 정상으로 회복된 사례였다.

• 불현성 갑상선 질환

갑상선 이상의 증상이 있어 혈액검사를 받았지만 정상으로 판명되는 경우이다. 갑상선호르몬 T3와 FT4는 정상 범위에 있지만 갑상선자극호르몬 TSH는 정상보다 높거나 낮다. 이를 불현성 갑상선 질환이라 하는데, 문제는 환자가 갑상선의 이상에 따른 불편한 증상들을 겪고 있다는 사실이다.

사실 불현성 갑상선 질환의 경우에 병원에서는 단지 상태를 지켜보다가 이후에 호르몬 수치가 나빠지면 치료를 시작하게 된다. 하지만 시간이 지난 후 갑상선 수치가 나빠지고 결국 약을 복용하게 되는 경우가 많다. 따라서 불편한 증상의 해소라는 측면뿐만 아니라 갑상선 질환의 예방적인 치료라는 관점에서 한방치료가 적극적으로 권장된다.

치료 사례 1 40대 남성으로 직업 특성상 밤낮이 바뀐 생활을 오래 하고 있었다. 갑상선 검사 결과 갑상선에 염증이 있어 뿌옇게 보이고 갑상선 결절로 의심되는 부분이 2개가 있다고 했다. 하지만 갑상선자극호르몬 TSH가 12.7

로 높아진 상태로 불현성 갑상선 질환이었다. 손발이 차고 성기능 부전과 잔뇨감이 있었고 등에 지루성 피부염이 있어 등과 목이 가렵다고 하였다.

치료 약재

작약, 천궁, 당귀, 반하, 두충, 우슬, 파고지, 골쇄보, 숙지황, 제조, 포공영, 황금, 통초, 고삼, 자초, 별갑 등

치료 결과

간과 신장의 순환 및 하복부 순환을 돕는 치료를 진행하였고 염증을 치료하는 처방들을 사용했다. 한약을 약 한 달 반 정도 복용한 후 높았던 간 수치(γ-GTP)가 정상으로 돌아왔고 갑상선자극호르몬(TSH) 수치도 12.7에서 정상인 3.4로 회복되었다. 또한 초음파 재진 결과 갑상선의 염증이 사라지고 결절로 의심되던 부분이 없어졌다. 특히 성기능이 회복되고 지루성 피부염과 가려움증이 사라져 환자가 불편해하던 증상들이 모두 해결되었다.

치료 사례 2

30대 후반의 여성으로 6개월 동안 불현성 갑상선기능저하증이 있었고 TSH 수치가 10이었다. 검진 결과 혈액 중 백혈구 증가의 소견을 보였고 월경불순과 함께 단백뇨와 케톤뇨가 배출되는 증상들이 있었다. 또한 늘 피곤을 느끼고 힘들다고 했다. 그리고 면역력 저하로 인한 대상포진도 있는 상태였다.

치료 약재

백출, 복령, 감초, 당귀, 천궁, 작약, 숙지황, 택사, 고삼, 형개, 진피, 잔대, 파고지, 백화사설초, 오공, 구척, 자초, 결명자, 구기자, 길경, 산약, 산사, 신곡 등

치료 결과

한약 치료 이후 갑상선의 기능 회복으로 TSH 수치가 3으로 개선되었다. 또한 단백뇨와 케톤뇨 배출 증상이 사라지고 백혈구 수치도 정상 범위로 회복되었다. 그리고 생리통도 사라지고 면역력이 많이 회복되어 대상포진도 개선되었다. 이 환자와 같이 여성의 경우 불현성 갑상선 질환이 있으면 월경불순이나 방광염이 생기는 경우가 많다.

• 갑상선 질환이 있으면서 임신을 준비하는 경우

갑상선 질환이 있으면 임신이 잘 안 되고 설사 임신이 된다 하더라도 유산될 가능성도 있다. 또한 임신 중에 갑상선호르몬의 분비에 문제가 있는 경우 실제로 태아에 영향을 미칠 수 있어 아이의 지능 및 성장에 심각한 결과를 가져올 수 있다. 따라서 갑상선 질환이 있는 상태에서 임신을 준비하거나 이미 임신 중이라면 갑상선 치료에 대해 적극적인 자세를 가질 필요가 있다.

갑상선호르몬제나 항갑상선제의 부작용을 의심하여 치료를 늦추거나 안 받는 경우도 있는데, 이는 보다 나쁜 결과를 초래할 수 있다. 임신 중 복용해

도 안전하다는 약이라도 혹시 모를 부작용을 걱정하면서 지낼 수 있다. 따라서 임신과 관련한 갑상선 질환에서 한방치료는 또 다른 대안이 될 수 있고 보다 안전한 방안이 될 수 있다.

실제로 갑상선 질환으로 임신이 안 되거나 임신 중 갑상선 질환이 있는 경우 한방치료를 통해 건강한 출산을 하게 된 경우가 많다. 한방치료는 여성호르몬, 부신호르몬, 갑상선호르몬 등이 균형적으로 체내에서 분비되도록 도와주고 자궁 내 환경을 보다 개선시킴으로써 임신과 출산에 도움이 된다. 한편 불임으로 고생하는 경우 대장 기능의 회복과 자궁 상태의 개선으로 임신의 확률이 보다 높아질 수 있다.

치료 사례 1 30대 후반의 여성으로 그레이브스병으로 인해 20대부터 항갑상선제를 복용하고 있었다. 안구 돌출 증상이 있어 수술도 받은 상태였다. 결혼 후 좌측 나팔관 부위에 자궁외 임신이 된 상태에서 임신 7주만에 파열되어 좌측 나팔관 절제수술을 받았다. 이후 임신과 유산을 여러 차례 반복하였다. 소화장애, 피곤, 속쓰림, 피부 가려움증 등 갑상선기능항진증의 증상이 있었고, 특히 생리통이 심하고 하복부가 차가운 상태였으며, 얼굴에 상열감이 있고 안면홍조도 있었다.

치료 약재

숙지황, 향부자, 당귀, 오수유, 작약, 천궁, 복령, 진피, 현호색, 목단피, 건강, 육계, 금은화, 감국, 차전초 등

치료 결과

간열이 있고 자궁이 냉하여 간과 자궁을 순환시키는 한약 치료를 3개월 정도 진행한 후 임신에 성공하였다. 하지만 직장 업무에 대한 스트레스로 임신 4개월경에 자궁 출혈이 발생하였다. 이에 자궁을 순환시키고 지혈시키는 한약을 약 20일간 복용하여 자궁 출혈이 멈출 수 있었다. 이후 제왕절개로 출산하였는데, 며칠 후 폐부종이 생겨 병원에서 주는 양약을 복용하였지만 쉽게 사라지지 않았다. 이에 양약과 함께 한약을 20일 정도 복용하면서 폐부종은 치료되었다. 출산 후 산후조리를 위한 한방치료를 받으면서 출산으로 쇠해진 기력이 빠르게 회복되었다. 또한 출산 이후에도 건강관리를 위해 주기적으로 한약을 복용하였으며, 갑상선호르몬 수치는 보다 안정되었다. 현재 갑상선호르몬 수치는 꾸준하게 정상을 유지하고 있다.

치료 사례 2 30대 중반의 여성으로 갑상선기능저하증을 3년 정도 앓고 있었다. 갑상선호르몬제를 꾸준히 복용하고 있었지만 임신이 되지 않았다. 이미 임신을 위해 여러 의료기관에서 치료를 받았지만 임신이 쉽게 되지 않았다. 환자는 갑상선, 유방 및 자궁에 물혹과 근종이 있었고 피곤하면 방광염과 구내염이 생긴다고 하였다. 또한 지속적으로 피로감을 느껴 힘들어했고 침 치료 한 차례만으로도 몸살이 생길 정도로 기력이 쇠한 상태였다.

치료 약재

숙지황, 산수유, 당귀, 천궁, 건강, 육계, 진피, 목단피, 소회향, 어성초, 구척, 소엽, 두충, 우슬, 차전자, 작약, 구인 등

치료 결과

환자는 척추와 골반이 틀어져 있어 교정 치료를 먼저 시작했고 1주일에 2회씩 뜸 및 침 치료를 병행하며 한약을 복용하였다. 갑상선과 임신을 위한 한약 처방으로 치료 시작 5개월만에 자연임신에 성공하였다. 환자가 이미 여러 차례 임신에 실패한 경험이 있기 때문에 3개월을 목표로 치료를 진행해서 성공하지 못하면 인공수정으로 전환할 예정이었다. 하지만 다행히 임신에 성공하고 출산도 건강하게 하였다. 이처럼 갑상선기능저하증이 있어 갑상선호르몬제를 복용하여 수치가 정상이 되더라도 임신이 쉽지 않은 경우가 많다. 또한 갑상선암 수술 이후에 갑상선호르몬제를 복용하는 경우에도 임신은 쉽지 않다. 이러한 경우 한방치료는 상당히 효과적인 치료방안으로 임신 성공률도 상당히 높다.

• 출산 후 갑상선기능저하증이나 항진증으로 양약을 복용하지만
  피곤, 월경불순 등의 증상이 나타날 때

임신과 출산은 여성의 일생에서 중요한 순간이며, 육체적으로나 정신적으로 많은 스트레스를 준다. 또한 이 기간 동안 소모되는 호르몬은 상당히 많아 이런저런 생각지 못한 증상이 나타날 수 있다.

현대 여성들은 출산 후에도 육아와 일을 병행하면서 또 다른 스트레스에 직면하게 된다. 이렇게 지속적으로 힘든 환경에 노출되면서 스트레스에서 벗어나지 못하여 많은 경우 갑상선 질환으로 고생하기 쉽다. 이러한 갑상선 질환으

로 양약을 복용하지만 피곤, 부종, 체중 증가, 월경불순, 탈모 등의 증상은 쉽게 해결되지 않는다. 이에 양약의 복용 용량을 늘려 해결하려 하나, 이에 따른 부작용으로 심장 두근거림과 같은 증상들을 겪을 수도 있다. 이처럼 지친 일상 속에서 갑상선 질환과 함께 오는 여러 불편한 증상들은 쉽게 해소되지 않고 심지어 갑상선 질환은 더욱 악화되기 쉽다. 또한 지속되는 스트레스로 인해 생기는 갑상선 질환은 설사 치료된다 하더라도 재발할 가능성이 높다.

이러한 갑상선 질환으로 인한 증상들에는 한방치료가 적극적인 해결방안이 될 수 있으며, 갑상선 질환의 재발 가능성도 많이 낮출 수 있다. 환자의 갑상선 질환을 유발한 원인을 한의학적 방식으로 진단한 후 발병 원인을 찾아 문제가 되는 장부를 치료하면 근원적인 치료가 가능하다.

치료 사례 30대 여성으로 산후 갑상선염을 앓고 있으면서 모유 수유를 하고 싶어 했다. 임신 이전에 갑상선기능항진증이 있었는데, 출산 후 갑상선 호르몬 수치가 상당히 좋지 않은 상태였다. 또한 산후 부종과 함께 관절염, 지나친 땀 분비, 피곤, 식욕부진 등으로 힘들어했다.

치료 약재

당귀, 작약, 숙지황, 맥문동, 사삼, 황기, 백출, 복령, 두충, 천궁, 인삼, 감초, 치자, 홍화자, 산수유, 감국, 녹용, 사인, 진피, 소엽, 택란 등 환자의 갑상선호르몬 수치를 정상으로 회복시키기 위해 항갑상선제와 한약을 함께 복용하도록 하였다. 하지만 모유 수유에 대한 의지가 높아 적어도 두 달은 모유 수유를 꼭 하고 싶어 했다. 이에 환자에게 두 달 동안 한약 치료만 하였고, 이후부터 항갑상선제와 한약을 동시에 복용하게 하였다. 병원에서는 갑상선기능 저하증으로 진행될 확률이 높다고 하였는데, 4개월 동안 한방치료를 받은 후 갑상선호르몬 수치가 정상으로 회복되었다. 일시적인 회복이 아니라 정상적인 범위에서 수치가 유지되었고 환자의 불편 증상들이 모두 해결되었다.

한편 갑상선 질환에서 수면의 질은 상당히 중요하다. 수면으로 여러 호르몬들이 보충될 수 있기 때문이다. 주로 산모는 아기와 함께 자기 때문에 수면의 질이 떨어져 갑상선 질환이 나빠질 수 있다. 환자의 경우 남편의 협조로 수면시간을 어느 정도 확보할 수 있어 치료에 도움이 되었다.

• 폐경기나 갱년기 증후군으로 고생하면서 갑상선 질환이 있는 경우

폐경기나 갱년기 증후군을 겪고 있으면서 갑상선 질환을 앓고 있으면 주로 성호르몬과 갑상선호르몬의 분비에 문제가 있다. 그 결과 피로, 우울, 무기력, 상열감, 질 건조증 등과 같은 증상이 나타난다.

여성호르몬의 부족과 갑상선호르몬의 분비 문제는 단순히 호르몬제에 의존하는 치료보다는 증상이 생긴 원인을 찾아 치료하는 한방치료가 효과적이다.

특히 자궁근종이나 자궁 혹이 있는 경우 인공적인 호르몬제를 투여하는 것보다는 여성호르몬 부족과 갑상선호르몬 불균형을 조절해주고 면역기능을 올려줄 수 있는 한약 치료가 도움이 될 수 있다. 그 결과 체내 호르몬이 균형적으로 분비되고 면역력이 회복되면 폐경기나 갱년기 증후군과 갑상선 질환에서 벗어날 수 있고 삶의 질이 보다 향상될 수 있다.

치료 사례

40대 중반의 여성으로 폐경이 일찍 왔고 갑상선 질환으로 인한 증상들로 힘든 생활을 하고 있었다. 체력이 저하되고 어깨관절에서 통증을 느낀다고 했다. 또한 상열감을 느끼고 땀이 많이 나며 성욕 저하, 질 건조 등으로 힘들어했다. 환자는 여성호르몬 부족으로 인해 조기폐경을 진단받고 여성호르몬제의 투여를 계획하고 있었다.

치료 약재

작약, 당귀, 천궁, 백출, 지모, 황백, 지골피, 숙지황, 택사, 구기자, 산수유, 구인, 홍화, 하수오, 복분자, 산조인, 치자, 황련, 사삼, 길경, 형개, 방풍 등

치료 결과

갱년기 증상을 완화하는 치료와 함께 성호르몬, 부신호르몬, 갑상선호르몬 등의 균형적인 분비를 돕는 치료가 진행되었다. 치료가 진행되면서 폐경으로 인한 질 건조, 성욕 감소, 상열감, 관절통증 등이 감소하고 갑상선호르몬 수치도 정상으로 회복될 수 있었다. 여성호르몬제에 대한 부담이 있어 한방치료를 선택하는 경

우에 한약 치료와 뜸 치료를 몇 개월 정도 받게 되면 월경이 다시 시작되면서 갱년기 증상들이 사라지는 경우가 많다. 또한 이러한 한방치료를 통해 자연스럽고 건강한 폐경을 맞도록 준비할 수 있다. 이는 여성 질환에 대한 한방치료의 또 다른 장점이다.

• 갑상선암 수술 후 체력 저하, 우울증, 불면증, 근육 저림 등의 증상이 있을 때

갑상선암 수술 후 갑상선호르몬제인 신지로이드를 복용한 후에도 여러 증상들이 사라지지 않고 피곤, 체력 저하 등으로 힘들어할 수 있다. 젊은 여성들의 경우 난임, 자궁질환 등이 생기기 쉽고 남성의 경우 성기능 저하를 겪을 수 있다. 또한 수술 이후 면역력이 저하되어 대상포진, 구안와사 등이 생기기 쉬운데, 이를 치료하기 위해 항바이러스제나 스테로이드제를 투여받은 후 체력이 더 떨어져 힘들어하는 경우도 많다.

그리고 갑상선암 수술 이후 불면증, 우울증, 근육강직 등의 증상을 많이 호소한다. 근육강직은 갑상선 절제 과정에서 부갑상선으로 연결되는 혈관이 손상되어 발생할 수 있는데, 주로 6개월 정도 지나면서 좋아진다. 하지만 수술 후 몇 년이 지나도 근육 저림으로 힘들어하는 경우도 많다. 또한 우울증이나 불면증이 생기기도 하는데, 갑상선기능저하증이나 항진증으로 발생하는 것과는 비교가 되지 않을 정도로 심각하다.

이러한 증상들은 갑상선호르몬이 제대로 분비되지 않는 과정에서 생기는 호르몬의 불균형에 의한 것으로 보기도 하고, 갑상선암 수술 이후 복용하는 칼슘제에 의한 대사 문제를 원인으로 보기도 한다.

혈액검사 결과 칼슘이 부족하여 칼슘제를 복용하지만 체내 조직에 남아 있는 칼슘으로 인해 오히려 고칼슘증을 겪을 수 있다. 그 결과 근육강직, 불면증과 우울증이 나타날 수 있다. 이러한 경우는 마그네슘을 투여하여 칼슘의 대사를 도울 수 있다. 또한 한약 치료를 통해 미네랄 불균형을 바로잡고 호르몬의 분비를 정상적으로 회복시켜 해당 증상들을 해결할 수 있다.

갑상선암 수술 후 발생하는 이러한 증상들로 환자들은 무척 힘들어하고 삶의 질도 떨어지기 쉽다. 이에 다시 병원에 가서 진단을 받지만 "불편한 증상들은 시간이 지나면서 서서히 회복되므로 운동이나 식사를 보다 잘 하라"는 조언만 듣는 경우가 많다. 하지만 이러한 증상들이 시간이 흐르면서 자연스럽게 사라지기는 쉽지 않다. 그리고 심한 경우 불안감, 우울증과 불면증으로 정신과 치료를 받게 되면서 정신과 약물에 의존하기도 한다.

이들 증상은 장부의 불균형, 부갑상선호르몬 대사와 칼슘 대사의 문제 등에 의해 생기며, 인공적으로 합성된 갑상선호르몬제가 부족해진 갑상선호르몬을 완전히 대체할 수 없어 나타난다. 따라서 한방치료를 통해 환자의 장부 상태, 호르몬 불균형 등 모든 문제점들을 종합적으로 판단하여 치료하면 해결될 수 있다.

치료 사례 1

50대 여성으로 갑상선암 전절제수술을 받은 후 몸의 부종, 불면증, 식은 땀, 소화장애, 근육경직, 피로감, 우울증 등으로 힘들어하고 있었다. 병원에서 혈액검사를 받았지만 정상으로 나왔는데, 문제는 환자가 너무 힘들어서 자신의 몸도 제대로 가누지 못할 정도의 심각한 상태였다는 것이다. 이에 홍삼 제품을 사용하고 영양제, 수액 등을 꾸준히 맞았지만 오히려 심장이 너무 두근거리고 가만히 앉아 있는 것도 힘들 정도로 상태가 악화되었다.

치료 약재

당귀, 천궁, 숙지황, 생지황, 작약, 진피, 형개, 감국, 소엽, 오미자, 백출, 복령, 산조인, 홍화, 구척, 감초, 골쇄보, 금은화, 결명자, 고삼, 육종용 등

치료 결과

환자의 상태를 호르몬 불균형, 혈류순환 저하와 대장 기능 저하로 보고, 이에 해당하는 한약 처방과 뜸 및 침 치료를 2개월 정도 진행하였다. 초기에는 소화장애, 우울증, 불면증, 감기 등이 번갈아서 나타나, 이에 대한 대증(對症) 치료를 추가로 진행하였다. 4개월 정도 치료가 진행된 후 땀도 감소하고 소화 기능, 감기 증상, 피로감 등이 좋아졌다.

많은 경우 갑상선암 수술 이후 여러 증상들이 다양하게 표출되어 나타나기 때문에 초기에는 치료 과정이 쉽지 않다. 이 환자도 마찬가지로 쉽지 않은 경우였지만, 치료 후 많은 증상들이 거의 사라지고 기력도 많이 회복되어 가벼운 운동도 할 수 있을 정도가 되었다.

치료
사례
2 60대 초반의 여성으로 갑상선암 전절제수술을 받은 후 불면증, 불안
증, 공황장애 등으로 무척 힘들어하고 있었고 소화 기능이 떨어진 상
태에서 변비도 있었다. 불안증으로 혼자 있기 힘들어해서 침 치료를 받을 때도
불안감으로 중간에 치료를 중지하곤 했다.

치료 약재

사삼, 백출, 복령, 반하, 진피, 죽여, 통초, 고삼, 산조인, 하고초, 우각, 용안육, 우
슬, 토사자, 치자, 황련, 시호 등

치료 결과

환자는 심장, 대장과 간의 기능이 떨어진 상태였고 수술 이전부터 정신적인 불안
증을 갖고 있었다. 특히 매일 복용하는 신경안정제를 중지하고 싶은 의지가 강했
는데, 약 5개월 한방치료를 진행하면서 제반 증상들이 모두 사라져 신경안정제
없이 생활이 가능하게 되었다.

50, 60대에 갑상선 절제술을 받은 여성들 중에는 불안증, 우울증과 불면증이 있
는 경우가 많다. 사실 갑상선호르몬이 마음의 안정과 밀접한 관계가 있어 이러한
증상들이 많이 나타난다. 젊은 나이에서는 가벼운 우울증이나 무기력증 정도로
만 나타나지만, 나이가 들수록 갑상선으로 생기는 불안증은 더 심해진다.

치료
사례
3 50대 중반의 여성으로 갑상선암 전절제술을 받은 후 동위원소 치료
를 받았다. 수술 이전에 혈소판감소증이 있었는데, 수술 후 혈소판

수치가 4만까지 감소하였고 다리에 자반증 출혈 증상도 나타났다. 수술 후 신지로이드와 칼슘제를 복용하였는데, 근육 떨림, 근육경직, 불면증, 열감 등의 증상이 발생하였다. 또한 자궁적출술로 질 건조증도 함께 있었다.

치료 약재

당귀, 작약, 갈근, 소회향, 삼칠근, 구척, 자초, 제조, 별갑, 백화사설초, 치자, 포공영, 오공, 천궁, 숙지황, 현삼, 생지황, 신곡, 산사, 창출, 진피 등

치료 결과

갑상선암 수술 이후 약해진 면역기능을 회복시키고 골수의 기능을 되돌리는 한방치료가 진행되었다. 또한 보양 위주의 한방치료를 통해 부족해진 단백질을 비롯한 영양성분이 체내에 흡수될 수 있도록 하였고, 갑상선호르몬과 여성호르몬의 불균형을 회복시키는 처방으로 치료하였다. 부신호르몬과 혈소판 생성을 활성화하기 위해 혈액순환을 증가시키고 골수에서 혈소판 생성을 돕는 한약 처방으로 치료하였다. 3개월 정도 치료가 진행되면서 혈소판 수치가 13만 2천까지 회복되었다. 또한 근육경련, 소화장애, 질 건조증, 열감 등의 증상들이 개선되었다.

치료 사례 4 50대 후반의 여성으로 약 7년 전 갑상선암 수술을 받았는데, 체중이 서서히 늘기 시작하면서 폐경이 되고 체력이 떨어졌다고 한다. 이후 스트레스가 증가면서 체중이 빠르게 늘었다고 했다. 심장에 부정맥이 있어 약을 복용하고 있었는데, 살을 빼기 위해 여러 병원에서 치료를 받았지만 근

육경련 증상과 심장박동 문제로 치료를 중단하였다. 사실 갑상선암 수술 이후 환자는 체력 저하, 이명 등의 증상으로 힘들어했지만 체중 감량만을 생각하고 내원한 경우였다.

치료 약재

당귀, 고삼, 단삼, 천궁, 작약, 생지황, 진피, 소엽, 소회향, 육종용, 골쇄보, 삼칠근, 우슬, 두충, 감국, 강활, 구인, 황련, 창출, 백출, 복령, 산사, 별갑, 갈근, 황기 등

치료 결과

갑상선암 수술 이후 신지로이드를 복용하고 있어도 몸의 대사는 저하되기 쉽다. 환자는 혈류순환의 부전으로 복부 체지방이 증가된 상태였고 간, 심장과 대장의 균형이 깨져 있었다. 이러한 상태를 치료하기 위해 부족해진 호르몬을 보충하고 발효 한약재로 대장 기능을 회복시켰다. 약 2개월 치료 후 69kg에서 63kg으로 감량되었고 체지방도 30.8kg에서 27kg으로 감량되어 내장지방이 많이 감소하였다. 복부지방이 많이 감소한 편이고 부종 또한 많이 줄었다.

갑상선 질환이 있는 상태에서 식사량을 줄이거나 운동 강도를 높이면 몸에 무리가 갈 수 있다. 따라서 환자에 맞는 장부의 균형과 호르몬의 균형이 치료의 핵심이다. 지나친 운동이나 단식은 득보다 실이 많을 뿐이다.

40대 여성으로 3년 전 대학병원 2군데서 0.5mm 크기의 갑상선암 진단을 받았는데, 한 곳은 전절제, 다른 한 곳은 반절제를 해야 한다는 소견이었다. 환자가 한의원에 내원했을 때 암 수술이 성급할 수 있다는 판단 하에 환자에게 또 다른 대학병원을 소개하여 진단받게 하였다. 그 병원에서는 당장 수술하지 말고 지켜보면서 주기적으로 크기를 진단하자고 했다.

이후 몇 달 동안 한약과 침 및 뜸을 병행하면서 한방치료를 받은 후 소화장애, 피곤, 지루성 피부염, 변비 등의 증상들이 많이 좋아졌다. 또한 주기적인 진단 결과 갑상선암의 크기가 변화되지 않고 있었다. 현재는 한약 치료를 연 2회 정도만 하면서 관리 위주의 치료를 진행하고 있다.

많은 경우 암 진단을 받으면 상당히 당황해하면서 성급해진다. 특히 갑상선암은 성장 속도가 느리므로 암의 크기가 작다면 수술을 미루고 지켜보는 것이 좋을 수 있다. 이렇게 크기가 작은 경우 항염 및 항암 효과가 있는 한약재를 통한 한방치료가 암세포를 줄이는 데 도움이 될 수 있다.

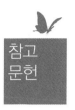

참고
문헌

- 인체해부생리학 9판, David Shier, 정담, 2005
- 임상 갑상선학 4판, 조보연, 고려의학, 2014
- 갑상선질환 진단과 치료 매뉴얼, 삼천 효, 대한의학서적, 2009
- 내분비학 6판, Mae E. Hadley, 바이오사이언스, 2008
- 그림으로 보는 우리 몸의 해부학 조직학 병리학, Jordi Vigue, 정담, 2008
- 한국 본초도감, 안덕균, 교학사, 2003
- 임상 한약대도감, 안덕균, 현암사, 2012
- 중약대사전, 이경순 · 신민교 외, 정담, 2006
- 한약약리학, 김호철, 집문당, 2001
- 황제내경 황제와 기백, 성보사, 1999
- 동의보감, 허준, 여강출판사, 2001
- 방약합편, 황도연, 남산당, 1980
- 갑상선 클리닉, 안세영, 성보사, 2004
- 주후비급방, 葛洪, 의성당, 1993
- 성제총록, 의성당 2007
- 의학입문, 이천, 법인문화사, 2009
- 경혈학총서, 안영기, 성보사, 2002
- 프로로테라피를 이용한 인대와 건의 이완에 대한 치료, Geroge Stuart Hackett 외, 신흥메드싸이언스, 2004

- 스트레스(STRESS), 로버트 새폴스키, 사이언스북스, 2008
- 브루스 맥쿠엔의 스트레스의 종말, Bruce Mcewen, Elizabeth Norton Lasley, 시그마북스, 2010
- 마이클 폴란의 행복한 밥상, 마이클 폴란, 다른세상, 2009
- 잡식동물의 딜레마, 마이클 폴란, 다른세상, 2008
- 제 2의 뇌, 마이클 D. 거숀, 지식을만드는지식, 2013
- 내몸의 에너지 도둑- 만성피로 치료사 부신의 재발견, JAMES L. WILSON, 한솜 미디어, 2011
- 갑상선 수술 후 증후군, 홍기환, Korean Journal Otorhinolaryngol-Head Neck Surgery, 2014
- 滋陰降火湯(자음강화탕)이 Propylthiouracil, PTU로 유발된 Rat의 갑상선기능저하증에 미치는 영향, 김석중 · 김동철, 대한한방부인과학회, 2014
- 억간산이 갑상선기능항진 유발 백서에 미치는 영향, 김승모, Korean Journal of Oriental Physiology & Pathology, 2012
- 육종용이 PTU로 유발된 갑상선 기능저하증 동물모델에 미치는 영향, 이승진 외, Korean Journal of Oriental Physiology & Pathology, 2011
- 황약자가 갑상선기능항진 유발 백서에 미치는 영향, 남형신 · 조충식 · 김철중, 대한한의학회지, 2006, 169-177
- Maternal Thyroid Deficiency during Pregnancy and Subsequent Neuropsychological Development of the Child, James E. Haddow 외, The New England Journal of Medicine, 1999
- Autism: Transient in utero hypothyroxinemia related to maternal flavonoid ingestion during pregnancy and to other environmental antithyroid agents, G. C. Roman, Journal of the Neurological Sciences, 2007
- Management of subclinical hypothyroidism in pregnancy - Are we too simplistic?, Georg Brabant 외, European Journal of Endocrinology, 2015
- Autoimmune gastritis in autoimmune thyroid disease, M. Venerito 외, Alimentary Pharmacology & Therapeutics, 2015

- Study on the Thyroid Function of Neonate Born to Mother with Hyperthyroidism, Choong Ho Shin 외, Korean Journal of Pediatrics, 1996
- Hashimoto's Thyroiditis: From Genes to the Disease, Katja Zaletel 외, Current Genomics, 2011
- Guidelines of the American Thyroid Association for the Diagnosis and Management of Thyroid Disease, Alex Stagnaro-Green 외, Journal of Thyroid, 2011
- Foetal and neonatal thyroid disorders, Radetti G. 외, Journal of Minerva Pediatr, 2002
- Symptoms and Signs Associated with Postpartum Thyroiditis, Maureen Groer 외, 2014
- Recent review on medical treatment of thyroid disease, Kyeong Hye Park 외, Journal of Korean Med Assoc, 2012
- Psychosocial Distress in Patients with Thyroid Cancer, Luke Buchmann 외, Journal of Otolaryngol Head Neck Surg, 2014
- The bidirectional effects of hypothyroidism and hyperthyroidism on anxiety-and depression-like behaviors in rats, Dafu Yu 외, Journal of Hormones and Behavior, 2015
- Anxiety and depression are more prevalent in patients with graves' disease than in patients with nodular goitre, Bové K. B. 외, European Thyroid Journal, 2014
- 호흡곤란증후군이 갑상선 기능에 미치는 영향, 김은영 외, 대한신생아학회지, 1997
- Association between Hypothyroidism and Small Intestinal Bacterial Overgrowth, Ernesto Cristiano Lauritano 외, The Journal of Clinical Endocrinology & Metabolism, 2007
- 고농도 여성호르몬이 갑상선 특이 유전자 발현 및 세포증식에 미치는 영향, 김동우 외, 대한내분비학회지, 2006
- Central regulation of hypothalamic-pituitary-thyroid axis under physiological and pathophysiological conditions, Csaba Fekete 외, Endocrine Reviews, 2013
- Adrenal and thyroid function in the fetus and preterm infant, Hye Rim Chung, Korean Journal of Pediatrics, 2014

- Studies on the functional relationship between thyroid, adrenal and gonadal hormones, Atsushi Tohei, Journal of Reproduction and Development, 2004
- Alterations in Hypothalamus-Pituitary-Adrenal-Thyroid Axes and Gonadotropin-Releasing Hormone in the Patients with Primary Insomnia: A Clinical Research, Lan Xia 외, PLoS ONE, 2013
- Thyroid hormone therapy modulates hypothalamo-pituitary-adrenal axis, Fernando Lizcano 외, Endocrine Journal, 2011
- Depression and endocrine disorders: focus on the thyroid and adrenal system, Musselman DL 외, British Journal of Psychiatry, 1996